So können Sie Demenz vergessen!

Klaus Reder

So können Sie Demenz vergessen!

Was das Gehirn schützt und was ihm schadet!

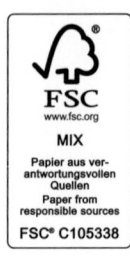

Impressum:

**Bibliographische Information der Deutschen National-
bibliothek:**
Die Deutsche Nationalbibliothek verzeichnet diese Publi-
kation in der deutschen Nationalbibliografie;
detaillierte bibliographische Daten sind im Internet über
http://dnb.dnb.de abrufbar.

© 2012 Klaus Reder
Titelbild: © Andrea Danti # 41168140

Umschlaggestaltung, Herstellung & Verlag:
BoD – Books on Demand GmbH, Norderstedt
Printed in Germany

ISBN 978-3-84821-394-8

INHALT

Meine erste Erfahrung mit der Demenz-Erkrankung

Am 13. August 1999, genau eine Woche nach meinem Geburtstag, starb mein Vater im Alter von 70 Jahren an Krebs. Die letzten Monate vor seinem Tod waren für ihn sehr qualvoll, was natürlich auch meine Mutter stark belastete.

Nach dem Tod meines Vaters fiel sie in eine sehr tiefe Trauer, aus der sie nicht mehr herauskam. Auch nach einem Jahr trauerte sie noch genau so, wie nach einem Monat. Sie wollte nicht mehr unter Leute und besuchte meistens zweimal am Tag das Grab meines Vaters. Mit der Zeit geriet sie von der Trauer immer mehr in eine Depression. Sie legte auch immer weniger Wert auf ihre Ernährung und ernährte sich zusehends schlechter.

Leider hatte ich mich zum damaligen Zeitpunkt noch nicht so intensiv mit Gesundheitsfragen beschäftigt. Stattdessen gab ich ihr nur die üblichen Ratschläge: sie solle mehr unter Leute gehen, Zeitung lesen, Rätsel lösen, Obst essen und mehr trinken.

Auch ihr Hausarzt erkannte den Ernst der Lage nicht und schob einfach alles auf das Alter. Als meine Schwester dann irgendwann mit meiner Mutter einen Facharzt aufsuchte, lautete die Diagnose Alzheimer.

Nach dem Tod meines Vaters las ich sehr viele Bücher über Krebs. Ich befasste mich immer mehr mit Ernährung und mit gesunder Lebensweise. Anfang 2005 meldete ich mich bei Impulse c. V. in Wuppertal zur Ausbildung zum Gesundheitsberater an, die ich knapp zwei Jahre später erfolgreich abschloss.

Durch die Erfahrungen mit meiner Mutter interessierte ich mich auch immer mehr für die Ursachen der Demenz-Erkrankung und für Möglichkeiten der Vorbeugung. Die Motivation, darüber Vorträge zu halten und letzt endlich auch dieses Buch zu schreiben, ergab sich aus einem Erlebnis im Herbst 2010. Damals erschienen in unserer Tageszeitung in relativ kurzen Abständen Berichte über die zunehmenden Demenz-Erkrankungen. In allen Berichten ging es nur darum, dass durch die steigende Lebenserwartung immer mehr Menschen an Demenz erkranken werden. Die Ursache der Demenz-Erkrankung wurde allein auf das Alter geschoben. Ich habe darauf hin bei der Redaktion der Tageszeitung angerufen und die zuständige Dame gefragt, ob sie nach den ganzen negativen Berichten über Demenz nicht einmal etwas veröffentlichen wollen, das den Menschen zeigt, welche Möglichkeiten es gibt, dieser Krankheit vorzubeugen. Die Dame zeigte sich auch sehr interessiert. Sie fragte, ob ich ihr darüber etwas schicken kann. Ich sendete ihr eine E-Mail mit einigen wissenschaftlichen Studien, die eindeutig bewiesen haben, dass man mit regelmäßiger Bewegung und richtiger Ernährung das Demenz-Risiko erheblich senken kann. Als ich nach einer Woche noch keine Rückmeldung erhalten habe, rief ich die Dame erneut an und fragte, ob sie meine E-Mail erhalten habe. Sie hatte sie erhalte und sagte auch, dass sie das Alles sehr interessant findet. Trotzdem wurde nie auch nur eine Zeile darüber in der Zeitung veröffentlicht. Als kurz darauf wieder ein Artikel erschien, in dem es erneut um das erhöhte Demenz-Risiko im Alter ging, schrieb ich einen Leserbrief an die Zeitung, mit einigen Tipps, wie man das Risiko einer Demenz-Erkrankung verringern kann. Auf seine Veröffentlichung warte ich heute noch. Mir wurde klar, dass die Medien zwar gerne die Angst bei den Menschen schüren, positive Nachrichten, die vielleicht vielen Menschen die Angst nehmen würden, sind dagegen nicht so gefragt.

Auf Grund dieser Erfahrungen habe ich mich immer mehr mit den Ursachen der Demenz-Erkrankung befasst und im Jahr 2011 die ersten Vorträge darüber gehalten. In vielen positiven Rückmeldungen haben mir die Zuhörer immer wieder bestätigt, dass sie durch die Informationen des Vortrags die Angst vor dieser schrecklichen Krankheit verloren haben.

Die Demenz-Erkrankung ist zwar eine sehr schlimme Krankheit, sowohl für die Betroffenen als auch für deren Angehörigen aber es ist keine Krankheit, vor der man Angst haben muss.

Auch Sie werden nach dem Lesen dieses Buches erkennen, dass man dem Schicksal Demenz nicht hilflos ausgeliefert ist, sondern dieses Schicksal sehr stark durch unsere Lebensweise beeinflusst werden kann. Aber nur wenn wir die Risikofaktoren kennen, können wir darauf reagieren.

Diese Risikofaktoren sind zwar seit langem bekannt und auch gründlich erforscht, werden uns aber, aus welchen Gründen auch immer durch die Medien nicht mitgeteilt.

Es ist nie zu früh und selten zu spät seine Lebensweise zu verändern und dadurch das Risiko an Demenz zu erkranken auf ein Minimum zu reduzieren.

Ich wünsche Ihnen einen wachen Geist und eine "gesunde Neugierde" bis ins höchste Lebensalter.

Klaus Reder

Mein besonderer Dank gilt meinen verstorbenen Eltern, die mich durch ihre Krankheiten erst auf diesen Weg gebracht haben. Denn was gibt es Schöneres, als Menschen von einer Angst zu befreien?

Außerdem bedanke ich mich bei allen Personen, die mich beim schreiben dieses Buches unterstützt und immer wieder motiviert haben.

"Das Gedächtnis ist die Schatzkammer des Lebens."

Marcus Tillus Cicero
(römischer Staatsmann 106 v. Chr.)

Die Demenz-Erkrankung:

In letzter Zeit erschienen in den Medien vermehrt Berichte über eine Zunahme der Demenz-Erkrankungen und der daraus folgenden Pflegebedürftigkeit. Durch prominente Persönlichkeiten, wie Gunter Sachs, Peter Falk, Ronald Reagan, Margaret Thatcher oder Rudi Assauer, die sich öffentlich zu ihrer Alzheimer-Krankheit bekannt haben, kommt diese Krankheit immer mehr in das Bewusstsein der Menschen. Leider wird die Demenz-Erkrankung dabei oft als unausweichliches Schreckgespenst an die Wand gemalt.

Der Begriff Demenz umfasst verschiedene Erkrankungen, die alle mit einem Verfall der geistigen Leistungsfähigkeit und einer Persönlichkeitsveränderung einhergehen.

Demenz ist ein stufenweise verlaufender Verlust von Gehirnzellen, der verlangsamtes Denken, den Verlust von Erinnerungen (insbesondere die des neueren Datums), Verwirrung und Orientierungsschwierigkeiten zur Folge hat. Fortgeschrittene Demenz bringt Persönlichkeitsveränderungen mit sich und kann dazu führen, dass der oder die Betroffene die Fähigkeit verliert, zu sprechen oder andere zu verstehen. Was im Grunde genommen das Schreckliche an der Demenz-Erkrankung ist und was den meisten wahrscheinlich auch die größte Angst davor bereitet, ist die Tatsache, dass es sich hier um eine Krankheit handelt, die uns nicht nur rein körperlich betrifft, sondern die uns schrittweise, man könnte fast sagen scheibchenweise, unsere Erinnerungen raubt und letzt endlich unsere Persönlichkeit zerstört.

Sie werden aber jetzt Informationen erhalten, die Ihnen zeigen, dass die Tatsache, ob wir an Demenz erkranken, nicht zum unausweichlichen Schicksal des Alters werden muss, sondern in wesentlich stärkerer Weise beeinflussbar ist, als Sie sich das im Moment vielleicht noch vorstellen können.

Demenzformen:

Grundsätzlich wird unterschieden zwischen primären und sekundären Formen der Demenz. Mit den **sekundären Demenzformen** sind solche gemeint, bei denen die Demenz Folge einer anderen Grunderkrankung ist, wie z. B. Stoffwechselerkrankungen, Vergiftungserscheinungen durch Medikamentenmissbrauch, Vitaminmangelzustände oder auch Depression, Hirntumore oder –geschwulste oder ein Normaldruckhydrozephalus (eine Abflussstörung der Hirnrückenmarksflüssigkeit) können ebenfalls für demenzialle Symptome verantwortlich sein. Diese Grunderkrankungen sind zumindest zum Teil behandelbar und manchmal ist auch eine Rückbildung der Demenzsymptomatik möglich.

Sekundäre Demenzen machen bis zu 10 Prozent aller Krankheitsfälle aus.

Primäre Demenzen sind solche, bei denen der Krankheitsprozess direkt im Gehirn beginnt. Sie sind nach heutigem Kenntnisstand irreversibel.

(Quelle: Deutsche Alzheimer Gesellschaft e. V.)

Primäre Demenzformen:

- Alzheimer Krankheit   60 %
- Vaskuläre Demenz   15 - 20 %
- Lewy-Körperchen Demenz   5 %
- Frontotemporale Demenz   3 - 9 %
- Creutzfeldt-Jakob Krankheit   (sehr selten)

Barmer Pflegereport:

Im Jahr 2010 wurde der Barmer Pflegereport veröffentlicht. Er kam zu dem Ergebnis, dass auf das Gesundheitswesen in den kommenden Jahren eine hohe Belastung zukommt und zwar auf Grund einer starken Zunahme der

Pflegebedürftigkeit. Besonders Demenzerkrankungen würden zunehmen. **Der Krankenkassen-Studie zufolge muss jeder dritte Mann und jede zweite Frau damit rechnen, im Laufe des Lebens dement zu werden.**
Nach Angaben des Zentrums für Sozialpolitik der Universität Bremen, das den Report erstellt hat, gibt es in Deutschland derzeit rund 1,2 Millionen Demenzkranke (Stand 2010) Für das Jahr 2030 prognostizieren die Wissenschaftler einen deutlichen Anstieg auf 1,8 Millionen und für 2050 einen weiteren Anstieg auf 2.5 Millionen (Abbildung 1). Der Anteil der Demenzkranken an der Gesamtbevölkerung erhöht sich damit innerhalb von 40 Jahren um das Zweieinhalbfache von heute 1,5 auf dann 3,8 Prozent.

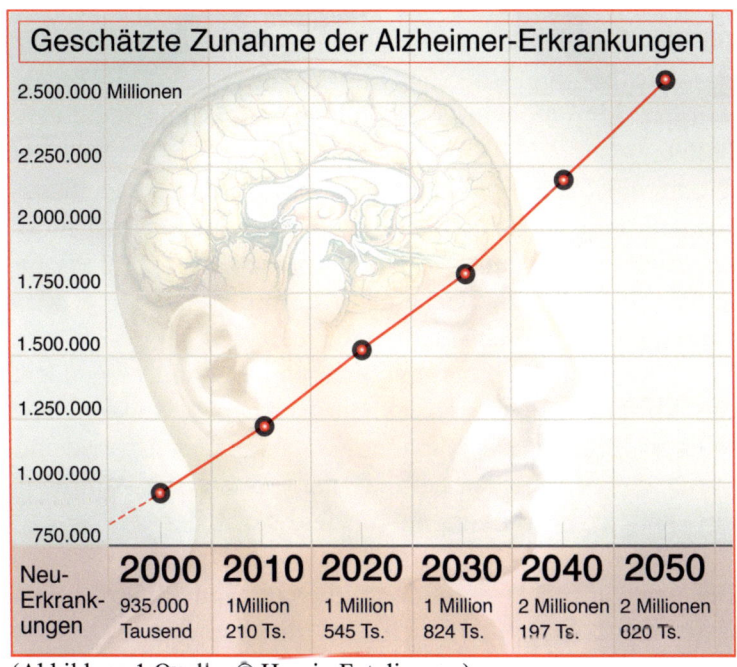

Geschätzte Zunahme der Alzheimer-Erkrankungen

	2000	2010	2020	2030	2040	2050
Neu-Erkrank-ungen	935.000 Tausend	1Million 210 Ts.	1 Million 545 Ts.	1 Million 824 Ts.	2 Millionen 197 Ts.	2 Millionen 620 Ts.

(Abbildung 1 Quelle: © Henrie-Fotolia.com)

15

Der Studie zufolge führt Demenz fast zwangsläufig zur Pflegebedürftigkeit. Dies verursacht erheblich höhere Kosten. So liegen die monatlichen Ausgaben der Sozialversicherungen für einen Demenzkranken um durchschnittlich 800 Euro höher als bei einer nicht dementen Person. (www.focus.de/pflegereport-zahl-der-demenzkranken-wird-deutlich-steigen_aid_577) 16.12.2010

Um einen Pflegenotstand zu vermeiden, wird über eine Reform der Pflegeversicherung, über höhere Beiträge oder über eine private Absicherung diskutiert. Der ehemalige Gesundheitsminister Philipp Rösler plante im Zuge der Pflegereform die Einführung einer privaten Pflege-Zusatzversicherung, um damit die künftig steigenden Kosten im Pflegebereich abdecken zu können.

Laut einer amerikanischen Prognose muss im Jahr 2050 für die Pflege aller amerikanischen Demenzkranken das gesamte heutige Volkseinkommen der USA aufgebracht werden. Ähnlich würde es sich auch in Deutschland verhalten.

Wenn die Prognosen über die Zunahme der Demenz-Erkrankung tatsächlich eintreten, was aus heutiger Sicht zu erwarten ist, dann wird eine menschenwürdige Pflege auch mit noch mehr Gesundheitsreformen und steigenden Beiträgen nicht mehr finanzierbar sein.

Wir dürfen unsere Energien nicht weiter damit vergeuden, um Mittel gegen die Krankheit zu suchen, sondern wir müssen durch eine Veränderung unserer Lebensweise und durch das Vermeiden von Risikofaktoren das Auftreten der Demenz-Erkrankung im Vorfeld verhindern.

Bei den ganzen Diskussionen über die Zunahme der Demenz-Erkrankung dreht sich aber alles nur darum, welche Kosten da auf uns zu kommen und wie man das Ganze finanzieren kann.

Anstatt zu überlegen, wie man die Pflege von 2,5 Millionen Demenzkranken finanziert, sollte man sich doch

besser fragen, warum nehmen Demenzerkrankungen so rapide zu, was sind die Ursachen und wie könnte man heute schon gegensteuern, damit das Ganze keine so dramatischen Ausmaße annimmt.

Ich habe aber keinen einzigen Artikel gefunden, der sich ernsthaft mit den wahren Ursachen oder mit Präventionsmaßnahmen der Demenz-Erkrankung befasst.

Dabei könnte man jeden Euro, den man heute in Ursachenforschung, in Aufklärung und Vorsorge investiert in 20 oder 30 Jahren wahrscheinlich zehnfach bei den Pflegekosten wieder einsparen.

Ist es nicht merkwürdig, dass sich bei den Prognosen über eine solch starke Zunahme einer Krankheit die Medizin nicht zu Wort meldet? Wir haben in Deutschland, Österreich und der Schweiz angeblich eines der besten Gesundheitssysteme der Welt und mit diesem System müsste man solch eine Entwicklung doch verhindern können. Aber von der Schulmedizin hört man dazu so gut wie nichts. Das Problem ist, dass es keine wirklich wirksamen Medikamente oder sogar Impfungen gegen Demenzerkrankungen gibt. Es gibt allerdings andere Möglichkeiten, die wissenschaftlich eindeutig erwiesen sind und mit denen man das Risiko an Demenz zu erkranken enorm verringern kann. Es handelt sich dabei allerdings um Dinge, mit denen man, im Gegensatz zu Medikamenten oder Impfungen, kaum Geld verdienen kann. Aus diesem Grund hat meiner Ansicht nach auch niemand ein echtes Interesse daran, diese Möglichkeiten wirklich bekannt zu machen.

Ich bin mir sicher, wenn Morgen ein Pharmakonzern die Zulassung für eine Alzheimerimpfung bekommt, dann weiß das übermorgen ganz Deutschland.

Demenz, Schicksal des Alters?

In den meisten Berichten wird die Demenzerkrankung als Schicksal des Alters oder als Preis für eine höhere Lebenserwartung dargestellt. So auch erst kürzlich wieder in einem Zeitungsbericht mit der Schlagzeile „Tickende Zeitbombe Demenz". In dem Bericht geht es um die Demenz-Entwicklung und die Zukunftsprognosen. Am Ende des Berichts heißt es dann: „Das ist der Preis für ein längeres Leben".

Wenn wir uns eine Statistik über Demenz-Erkrankungen ansehen, sieht es auf den ersten Blick auch so aus. Je höher die Altersgruppe, umso höher ist auch der prozentuale Anteil der dementen Personen. (Abbildung 2)

Häufigkeit von Demenz in verschiedenen Altersgruppen nach Geschlecht in Prozent.

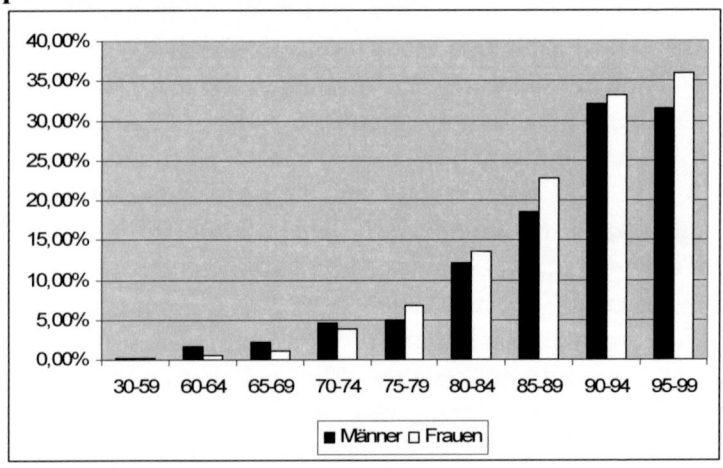

(Abbildung 2 Quelle: Demenz-Report 2011 des Berlin-Instituts für Bevölkerung und Entwicklung)

Wenn wir uns aber eine Statistik über Lungenkrebs ansehen, haben wir ein ganz ähnliches Bild (Abbildung 3).
Während Lungenkrebs unter 44 Jahren sehr selten auftritt, nimmt er mit zunehmendem Alter immer größere Ausma-

ße an. Also könnte man sagen, Lungenkrebs ist der Preis für ein längeres Leben. Bei Lungenkrebs sagt das aber niemand, da wir wissen, dass wir hier einen Risikofaktor haben. 85 bis 90 Prozent der Lungenkrebserkrankungen werden durch Rauchen verursacht. Wenn jemand raucht, dauert es 20 bis 30 Jahre, bis Krebs auftreten kann. Deshalb ist Lungenkrebs in jungen Jahren auch sehr selten. Wenn man 10 Jahre länger raucht, ist das Risiko höher. Nach weiteren 10 Jahren ist es noch mal erhöht usw.. Das mit zunehmendem Alter mehr Lungenkrebsfälle auftreten, hat also nichts mit dem Alter zu tun, sonder liegt einfach daran, dass diese Personen über einen längeren Zeitraum ihre Lunge durch das Rauchen geschädigt haben.

Lungenkrebs-Erkrankungen in Deutschland

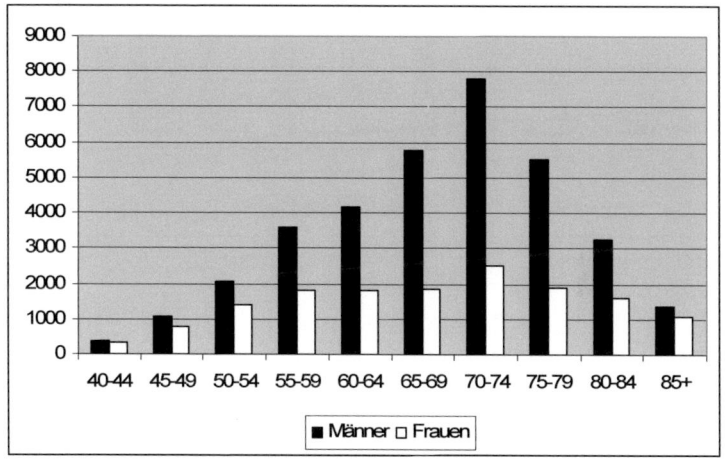

(Abbildung 3 Quelle: Robert Koch Institut, „ Krebs in Deutschland 2005 / 2006 Häufigkeit und Trends", 7. Ausgabe 2010)

Auch bei Darmkrebs haben wir das gleiche Bild. Unter 45 Jahren tritt er kaum auf und mit zunehmendem Lebensalter sind immer mehr Menschen betroffen. Trotzdem wird Darmkrebs nicht als Schicksal des Alters dargestellt, sondern man weiß, dass auch er durch Risikofaktoren wie falsche Ernährung, zuviel Fleisch und Wurstwaren, Ballaststoffmangel, Bewegungsmangel, Rauchen und Alkohol

19

verursacht wird. Das mit zunehmendem Alter mehr Darm-
krebs-Erkrankungen auftreten, hat auch hier nichts mit
dem Alter zu tun. Die höheren Altersgruppen sind deshalb
mehr betroffen, da diese Personen einfach über einen längeren Zeitraum mit einem oder mehreren von diesen Risikofaktoren gelebt haben (Abbildung 4)

**Altersbezogene Erkrankungshäufigkeit an Dickdarm-
krebs pro 100.000 Personen.**

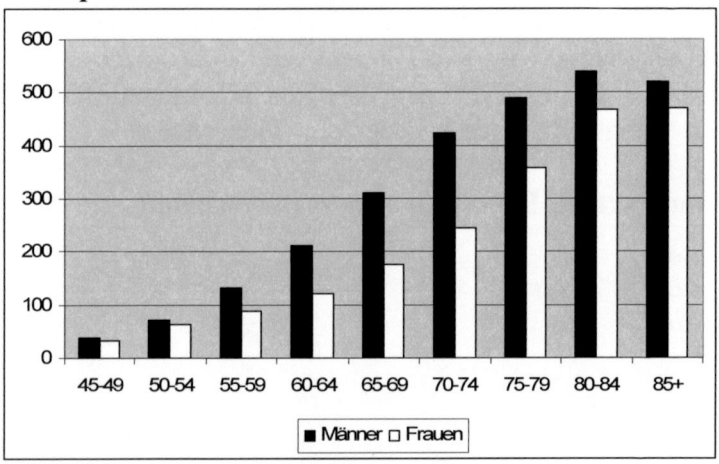

(Abbildung 4 Quelle: Statistik Darmkrebs Robert-Koch-Institut 2008)

Bei der Demenz-Erkrankung ist es im Prinzip genau das
Gleiche. Sie tritt deshalb im höheren Alter verstärkt auf,
weil wir bis dahin unseren Körper und unser Gehirn über
einen längeren Zeitraum bestimmten Risikofaktoren ausgesetzt haben. Die Risikofaktoren für Demenz-
Erkrankungen kommen aber aus ganz verschiedenen Bereichen, teilweise aus Bereichen, die man nicht einmal
annähernd mit dem Gehirn in Verbindung bringen würde
und deshalb ist der Zusammenhang auf den ersten Blick
auch nicht so deutlich zu erkennen, wie z.B. beim Rauchen und Lungenkrebs.

**Das heißt, wir dürfen die Ursachen für die zunehmen-
den Demenz-Erkrankungen nicht einfach einer höhe-**

ren Lebenserwartung in die Schuhe schieben, sondern wir müssen die Ursachen in unserer Lebensweise und unseren Umweltbedingungen suchen.

Oder glauben Sie wirklich, dass die Natur oder die Evolution oder die göttliche Weisheit, wie immer wir es auch nennen wollen, so gravierende Fehler macht und den Körper länger leben lässt aber das Gehirn vergisst und vorher absterben lässt? Ich glaube, wenn die Natur so fehlerhaft arbeiten würde, wären wir bestimmt schon lange ausgestorben.

Das Märchen von der steigenden Lebenserwartung:

Der starke Anstieg der Demenz-Erkrankungen wird meistens auf die höhere Lebenserwartung zurückgeführt. Die Schulmedizin rühmt sich damit, dass durch den medizinischen Fortschritt die Lebenserwartung in den letzten 140 Jahren von knapp 40 Jahren auf etwa 80 Jahre angestiegen ist. Es ist aber nicht so, dass die Menschen vor 140 Jahren nicht älter als 40 Jahre wurden. Hier einige Beispiele bekannter Persönlichkeiten, die früher schon 80 Jahre oder älter wurden:

• Platon (griech. Philosoph)	427 – 347 v. Chr.	8o Jahre
• Isaac Newton	1643 – 1727	84 Jahre
• Johann Wolfgang v. Goethe	1749 – 1832	83 Jahre
• Constanze Mozart	1762 – 1842	80 Jahre
• Max Keller (Organist)	1770 – 1855	85 Jahre
• Max Plank (Physiker)	1858 – 1947	80 Jahre

Wie können diese Personen, teilweise vor mehreren hundert Jahren oder sogar vor Christi Geburt, 80 Jahre alt werden, wenn die Lebenserwartung vor 140 Jahren bei 40 Jahren lag? Das wäre etwa so, als wenn bei der heutigen Lebenserwartung von 80 Jahren jemand 160 Jahre alt würde. Der Grund liegt darin, dass es sich immer um die

durchschnittliche Lebenserwartung handelt. Der Hauptgrund für den Anstieg der durchschnittlichen Lebenserwartung liegt in erster Linie im Rückgang der Kindersterblichkeit. Heute sterben in Deutschland von 1000 Neugeborenen 3,9, vor 40 Jahren waren es noch 25 und vor 140 Jahren waren es fast 250 Kinder. (Abbildung 5)

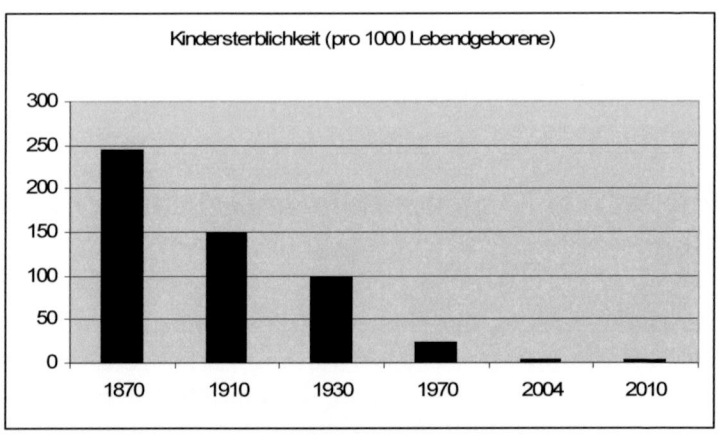

(Abbildung 5 Quelle: www.de.wikipedia.org/wiki/kindersterblichkeit)

Ein weiterer Grund für den Anstieg der durchschnittlichen Lebenserwartung sind die wesentlich verbesserten Hygieneverhältnisse, die ebenfalls stark zum Rückgang der Säuglingssterblichkeit beigetragen haben. Außerdem können heute schwerkranke Menschen, die früher längst gestorben wären, mit medizinischen Geräten am Leben gehalten werden. Das sind die Hauptgründe für den Anstieg der durchschnittlichen Lebenserwartung, keinesfalls aber ein besserer Gesundheitszustand. Warum steigen die Beiträge der Krankenversicherungen bei gleichzeitiger Kürzung der Leistungen, wenn wir doch angeblich alle gesünder sind als früher?
Es wird uns immer noch gesagt, dass sich die durchschnittliche Lebenserwartung noch weiter erhöhen wird. Schließlich war das ja auch der vorgeschobene Grund für die Anhebung des Renteneintrittsalters.
Ist eine Steigerung der durchschnittlichen Lebenserwar-

tung aber überhaupt noch möglich? Die Kindersterblichkeit kann kaum noch um soviel verringert werden, dass es sich nennenswert auf die durchschnittliche Lebenserwartung auswirken wird. Auch die hygienischen Verhältnisse haben in den westlichen Ländern einen so hohen Standard, dass auch hier kaum noch eine Verbesserung möglich ist. Folglich ist eine Erhöhung der durchschnittlichen Lebenserwartung nur über einen besseren Gesundheitszustand zu erreichen. Wie sieht es aber mit diesem aus? In Deutschland sind 60 Prozent der Männer und 45 Prozent der Frauen übergewichtig, jeweils 20 Prozent davon sind fettleibig (BMI über 30). Pro 15 Kilo Übergewicht steigt das Risiko, früher zu sterben um 30 Prozent. Ab einem BMI von 30 reduziert sich die durchschnittliche Lebenserwartung um 6,7 Jahre.

„Adipositas wird dazu führen, dass erstmals seit 50 Jahren die Lebenserwartung sinkt", betont Professor Dr. med. Mathias Blüher, Oberarzt der medizinischen Klinik und Poliklinik III. Universitätsklinikum Leipzig.

Als Folge dieser Entwicklung nehmen vor allem Herz-Kreislauf-Erkrankungen und Diabetes stark zu. In Deutschland gibt es zur Zeit ca. 10 Millionen an Diabetes Erkrankte. Experten gehen davon aus, dass sich diese Zahl in den nächsten 10 Jahren verdoppeln wird. Bis zum Jahr 2030 werden laut einer Prognose 40 Prozent der Deutschen zuckerkrank sein. Der so genannte Altersdiabetes, an dem etwa 90 Prozent der Diabetiker leiden, hat ihren Namen daher, dass er früher nur bei älteren Menschen auftrat. Heute leiden teilweise schon Jugendliche darunter. Derzeit vermutet man in Deutschland bereits über 5000 übergewichtige Kinder unter 15 Jahren mit Altersdiabetes. „Die Anzahl der 15-jährigen mit Altersdiabetes wächst erschreckend schnell." (Klaus-Dietrich Runow)

Da von dieser Krankheit immer mehr junge Menschen betroffen sind, hat man sie in Diabetes Typ 2 umbenannt.

Diabetes Typ 2 ist die sich am schnellsten ausbreitende Krankheit in den Industrienationen – und sie wird nachweislich durch falsche Ernährung und Bewegungsmangel verursacht. Kein gefährlicher Virus, keine Bakterien, sondern lediglich falsche Ernährung und Bewegungsmangel sind die Ursachen für die sich am schnellsten ausbreitende Krankheit in den Industrienationen.

Überlegen Sie einmal, welche Panik in regelmäßigen Abständen mit der Vogelgrippe oder dem Schweinegrippevirus gemacht wird, nur weil weltweit einige hundert Menschen daran erkrankt sind. Auf der anderen Seite wird bei einer Krankheit wie Diabetes, von der allein in Deutschland Millionen betroffen sind und man weiß, dass sich die Anzahl der Erkrankten in den nächsten Jahren verdoppeln wird, so gut wie keine Aufklärung betrieben. Sollten hier vielleicht finanzielle Interessen eine Rolle spielen? Was würde passieren, wenn sich ein Großteil der Bevölkerung einigermaßen gesund ernähren und mehr bewegen würde? Dann ginge der Pharmaindustrie ein Milliardengeschäft durch die Lappen.

Die Potsdamer EPIC-Studie unter der Leitung von Heiner Boing vom Deutschen Institut für Ernährungsforschung untersuchte die Zusammenhänge zwischen Ernährung, Krebs, Typ 2-Diabetes und Herz-Kreislauf-Erkrankungen. Hierzu werteten die Forscher die Daten von 23.455 Frauen und Männern im Alter zwischen 35 und 65 Jahren aus. Verglichen wurden die Werte von Teilnehmern mit niedriger Erkrankungswahrscheinlichkeit für Diabetes von unter einem Prozent mit Werten von Personen mit einer höheren Erkrankungswahrscheinlichkeit. Teilweise betrug diese über zehn Prozent.

Personen mit sehr hohen Werten im Diabetes-Risiko-Test hatten, unabhängig vom Alter, ein 2,7-fach höheres Herzinfarkt-, sowie ein 1,9-fach erhöhtes Schlaganfallrisiko. Zudem war das Sterblichkeitsrisiko um das 2,4-fache er-

höht, was einer um 13 Jahre verkürzten Lebenserwartung entspricht.
(www.dife.de/de/index.php?request=/de/presse/
pressemitteilungen/2009_05_11.php) 24.01.2012

Wie soll sich die durchschnittliche Lebenserwartung in Zukunft noch erhöhen, wenn bis 2020 etwa ein Viertel der deutschen Bevölkerung mit einer um bis zu 13 Jahren verkürzten Lebenserwartung rechnen muss? Die durchschnittliche Lebenserwartung kann unter diesen Voraussetzungen nicht mehr weiter steigen, sie wird in absehbarer Zeit sogar rückläufig sein, was in einigen Teilen der USA bereits eingetreten ist.

Ein Report, der im renommierten New England Journal of Medicine erschien, sorgte schon im Vorfeld für Aufsehen. Seit mehr als 200 Jahren werden die Amerikaner immer älter. Dass sich dieser Trend jetzt plötzlich umkehren könnte, ist für viele ein Schock. *„Wir gehen davon aus, dass die heutige jüngere Generation erstmals in der modernen Geschichte ein kürzeres und weniger gesundes Leben haben wird wie ihre Eltern, wenn wir nicht eingreifen"*, warnt Chef-Autor Jan Olshansky. Bereits in den kommenden fünf Jahrzehnten, so glaubt Olshansky, könnte das durchschnittliche Sterbealter wegen Übergewicht und den damit verbundenen Krankheiten wie Diabetes von heute 77,6 Jahre auf rund 72 Jahre sinken. Ein derartiger Einbruch wäre in den westlichen Industrienationen bisher beispiellos.
(www.focus.de/politik/ausland/usaalarmiert_aid_92619.html)
(26.01.2012)

Ist das nicht paradox? Wir verfügen das ganze Jahr über ein so vielfältiges Angebot an Nahrungsmitteln, wie nie zuvor. Wir haben medizinisch einen so hohen Standard erreicht, der noch vor 100 Jahren unvorstellbar gewesen wäre. In den Industrienationen ist die Chance, bei guter Gesundheit, über 100 Jahre alt zu werden so groß wie nie zuvor in der Menschheitsgeschichte und diese einmalige

Chance machen wir uns mit falscher Ernährung und Be-wegungsmangel wieder zunichte.

Dass die Medizin die Ursache für die zunehmenden De-menzerkrankungen immer noch auf eine angeblich höhere Lebenserwartung schiebt, zeigt wie hilflos sie dieser Krankheit gegenüber steht. Sie hat die wahren Ursachen immer noch nicht erkannt oder, was vielleicht noch schlimmer ist, sie will sie gar nicht erkennen. Indem man alles dem Alter in die Schuhe schiebt, hält man die Men-schen davon ab, sich selbst aktiv mit den Risikofaktoren und ihrer Lebensweise auseinander zu setzen. Aber wahr-scheinlich wird genau das auch nicht gewünscht.

Alterskrankheiten:

Wenn die Medizin die Ursachen von Krankheiten nicht genau bestimmen kann, dann sind sie entweder genetisch, vererbt oder altersbedingt. Demenz-Erkrankungen fallen natürlich unter altersbedingt, da wir angeblich immer älter werden.

Wir werden aber gar nicht so viel älter als früher, es gibt nur mit der Zeit immer mehr alte Menschen in der Gesell-schaft. Es gab aber immer schon Menschen, die 80, 90 oder 100 Jahre alt wurden, auch schon vor Jahrhunderten, auch schon bei Christi Geburt oder noch früher. Wenn wir uns frühere Kulturen ansehen, dann war es bei denen im-mer so, dass die Alten die Entscheidungen getroffen ha-ben, sie haben bestimmt, wo es lang geht, sie waren die Ratgeber, auf deren Rat man hörte, weil sie ja die meiste Lebenserfahrung hatten.

Bei den Naturvölkern ist es heute noch so, dass die Alten voll in der Gemeinschaft integriert sind, und wichtige Aufgaben in der Gemeinschaft erfüllen.

Oder ein anderes Beispiel. Stellen Sie sich einmal einen Menschen vor, den Sie als klug und weise bezeichnen, mit dem Sie sich gerne mal unterhalten würden und von dem Sie vielleicht auch einen Rat annehmen würden. Welche Person sehen Sie jetzt vor Ihrem geistigen Auge? Ist es eine etwa 25-jährige Person, vielleicht eine 40 bis 50-jährige Person oder möglicherweise ein älterer Mensch? Bei den meisten doch wahrscheinlich ein älterer Mensch, bei manchen vielleicht sogar ein sehr alter Mensch.

Wie kann es sein, dass bei früheren Kulturen, bei Naturvölkern, aber auch in unserer Vorstellung das Alter immer mit Weisheit verbunden wurde aber in unserer hoch zivilisierten Welt das Alter immer mehr mit Demenz und Pflegebedürftigkeit verbunden wird.

Wenn jeder dritte Mann und jede zweite Frau dement wird, bleibt von Weisheit nicht mehr viel übrig.

Auch daran sehen wir, dass das Alter nicht die Ursache von Demenz sein kann. Die Ursache muss demnach in der Lebensweise, in der Lebensführung liegen.

Dr. med. M. O. Bruker sagt:

„Das Gehirn unterliegt den schädlichen Einflüssen durch falsche Lebensweise genauso wie die anderen Organe auch. Warum sollte es ausgerechnet nicht mit betroffen sein?".
(Gesundheitsberater Juli 2012)

Es gibt keinen Grund, warum ein Mensch mit zunehmendem Alter an mehr Krankheiten leiden muss. Aus dem Ärztereport 2010 geht hervor, dass die steigenden Ausgaben der Krankenkassen nicht durch die demographische Entwicklung zustande kommen, wie so oft behauptet wird, sondern dass diese vielmehr durch die immer teurer werdende Gerätemedizin verursacht werden. Viele Krankheiten, die erst im Alter auftreten, sind in Wirklichkeit das Ergebnis einer falschen Lebensweise. In erster Linie falsche Ernährung, Bewegungsmangel und Stress. Da sich diese falsche Lebensweise aber erst nach 20, 30 oder 40

Jahren durch körperliche Symptome bemerkbar macht und deshalb natürlich erst in einem dementsprechenden Alter auftritt, spricht man fälschlicher Weise von Alterskrankheiten. Alter ist aber keine Krankheit, denn bei richtiger Lebensweise ist unser Körper dafür ausgelegt, über 100 Jahre alt zu werden und zwar bei guter körperlicher und geistiger Gesundheit.

Hippokrates sagte schon 400 Jahre vor Christus:
„Krankheiten überfallen den Menschen nicht wie ein Blitz aus heiterem Himmel, sondern sind die Folgen fortgesetzter Fehler wider die Natur."

Auch zwei der bekanntesten deutschen Alzheimer-Forscher kommen zu ähnlichen Ergebnissen.
Prof. Dr. Johannes Schröder (Altersforscher) an der Universitätsklinik Heidelberg sagt zum Thema Demenz:
„Demenz ist nicht nur Schicksal, sondern wird stark durch unsere Lebensweise beeinflusst."

Der Neurowissenschaftler und Alzheimer-Spezialist **Konrad Beyreuther, Prof.** an der Universität Heidelberg sagt:
„Die Ernährung ist wahrscheinlich die ganz entscheidende Komponente bei Alzheimer."

Prof. Beyreuther ist Hirnforscher, ein Wissenschaftler von Weltruf. Er hat an der amerikanischen Elite-Uni in Harvard gearbeitet. Er hat in den First-Class-Jornalen publiziert und er wird zu Vorträgen in aller Welt eingeladen.

Auch der Neuroanatom Herbert Haug von der Universität Lübeck konnte durch ausgedehnte Untersuchungen nachweisen, dass im Normalfall die Zahl der Nervenzellen im Gehirn bis zum 65. Lebensjahr konstant bleibt. Erst ab dem 65. Lebensjahr beginnt ein sehr langsamer aber keineswegs dramatischer Verlust an Gehirnsubstanz. Er kam zu dem Ergebnis, dass ein jeder von uns alle Chancen hat, bis ins höchste Alter geistig voll mithalten zu können, selbst dann, wenn in punkto Körperkräfte der Zenit schon lange überschritten ist.

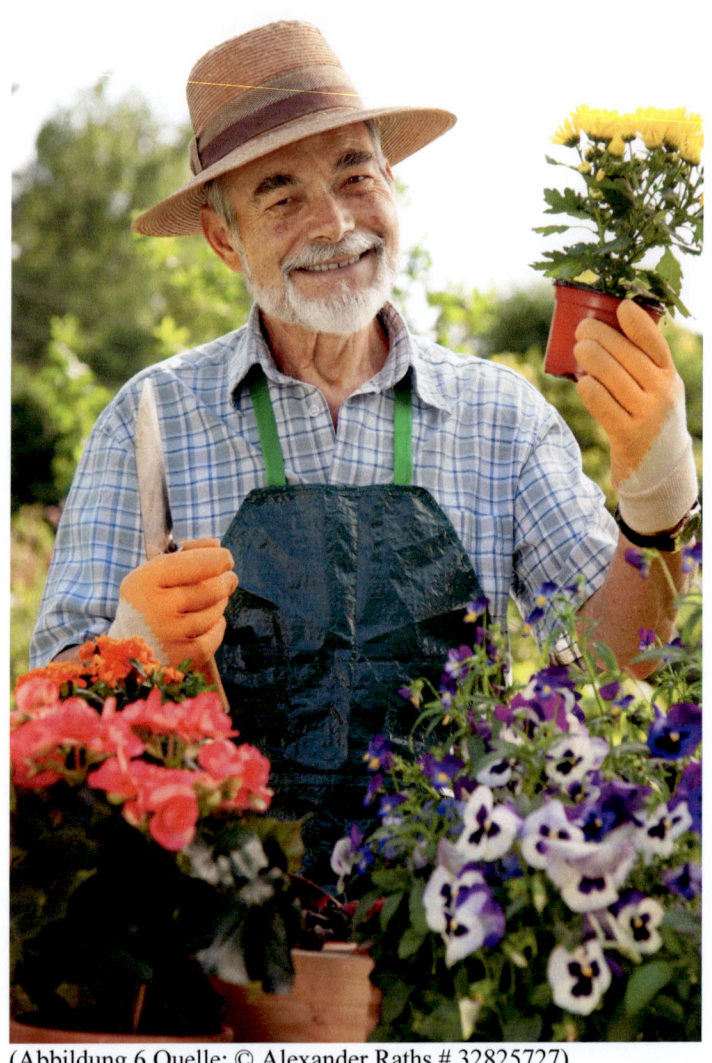

(Abbildung 6 Quelle: © Alexander Raths # 32825727)

Bei richtiger Lebensweise ist unser Körper dafür ausgelegt, über 100 Jahre alt zu werden – bei guter körperlicher und geistiger Gesundheit.

Die wichtigsten Säulen der Prävention:

- sportliche / körperliche Aktivität
- gesunde Ernährung
- geistige Aktivität
- moderater Alkoholgenuss
- Nichtrauchen
- Idealgewicht
-

Um zu verstehen, warum bestimmte Verhaltensweisen eine Auswirkung auf unser Gehirn haben und warum bestimmte Verhaltensweisen eine mögliche vorbeugende Wirkung haben, sehen wir uns kurz an, was sich in unserem Gehirn abspielt.

Das Gehirn:

Das Gehirn des erwachsenen Menschen verfügt über ca. 100 Milliarden Nervenzellen (Neuronen), die durch etwa 100 Billionen Synapsen eng miteinander verbunden sind. Jedes Neuron ist im Durchschnitt mit ca. 1000 anderen Neuronen direkt verbunden. In manchen Bereichen bestehen sogar Verbindungen zu vier- bis zehntausend anderen Neuronen. Um überhaupt eine Vorstellung über diese gewaltigen Zahlen zu bekommen, stellen sie sich einmal vor, sie würden im Sekundentakt von 1 bis 100 Milliarden zählen, ohne Pause, ohne schlafen von 1 bis 100 Milliarden durchzählen. Was glauben Sie, wie lange wären Sie damit beschäftigt? Ein Jahr, fünf Jahre, hundert Jahre? Wenn jemand bei Christi Geburt angefangen hätte zu zählen, wäre er heute zu etwa zwei Drittel durch. Um von 1 bis 100 Milliarden zu zählen, braucht man 3176 Jahre. Wenn man sich diese Zahl einmal vor Augen führt, wird einem erst einmal so einigermaßen bewusst, um welche gigantischen Dimensionen es sich in unserem Gehirn handelt.

Die Länge aller Nervenbahnen im Gehirn, mit denen die einzelnen Neuronen miteinander verbunden sind, beträgt über 100.000 Kilometer. Die Nervenbahnen eines einzigen Gehirns würden also etwa zweieinhalbmal um die Erde reichen.

Obwohl das Gehirn nur etwa zwei Prozent der Körpermasse ausmacht, benötigt es im Ruhezustand ca. zwanzig Prozent der Energie (Sauerstoff und Glucose). Um diese Energieversorgung sicher zu stellen, fließen täglich etwa 1500 Liter Blut durch das Gehirn. Die Blutbahnen, die die Gehirnzellen mit Sauerstoff und Glucose versorgen, haben eine Länge von ca. 600 Kilometer, wobei die feinsten Äderchen, die so genannten Kapillaren, nur noch einen Durchmesser von unter einem hundertstel Millimeter haben.

Und das alles befindet sich in einem Organ, das nicht einmal 1,5 kg schwer ist.

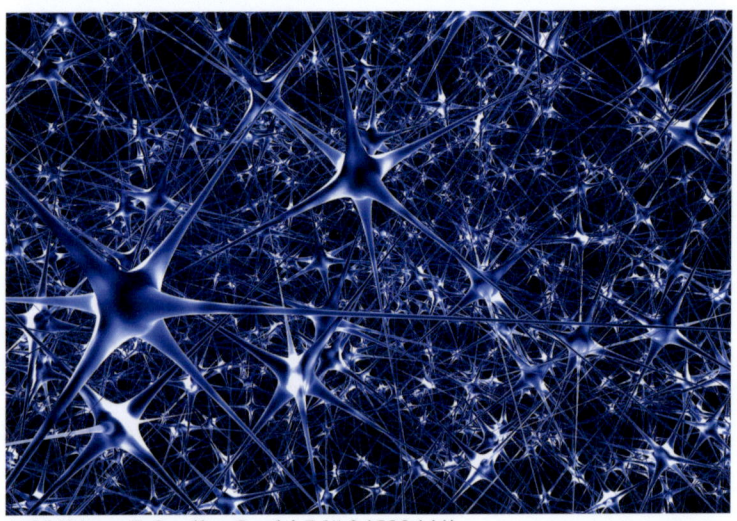

(Abbildung 7 Quelle: © adri 76# 34593441)

100 Milliarden Neuronen sind durch über 100 Billionen Synapsen miteinander verbunden.

Geboren wird der Mensch sogar mit deutlich über 100 Milliarden Gehirnzellen. Die Natur arbeitet also gewissermaßen mit einem Sicherheits-Überschuss. Es überleben aber nur solche Nervenzellen, denen es gelingt, Verbindungen mit anderen Nervenzellen herzustellen (Synapsen). In experimentiellen Untersuchungen konnte die Hirnforschung zeigen, dass der stärkste Reiz zur Synapsenbildung, und damit zum Erhalt von Nervenzellen, **gezielte körperliche Bewegungen** sind. Wenn kleine Kinder einen ausgeprägten Bewegungsdrang haben, dient dieser Drang möglicherweise auch dazu, dass sich ihre Nervenzellen besser vernetzen können.

Eine der größten Überraschungen in der heutigen Nervenheilkunde war 1998 die erstmalige Beobachtung, dass Nervenzellen im Gehirn neu entstehen können. Bis dahin war man der Auffassung, dass das Gehirn ein Leben lang mit ein und denselben Nervenzellen auskommen müsste.
In den vergangenen Jahren konnte auch die volle Funktionsfähigkeit dieser neuen Nervenzellen nachgewiesen werden. Auch hier wieder die auf den ersten Blick erstaunliche Feststellung: Der stärkste Anreiz zur Neubildung von Nervenzellen im Gehirn ist **körperliche Bewegung.**
Auch im Gehirn von Erwachsenen können täglich mehrere tausend neue Nervenzellen gebildet werden (Neurogenese).
Noch in der ersten Hälfte der 80er Jahre war in neurologischen Lehrbüchern zu lesen, dass keine Form von muskulärer Belastung die Gehirndurchblutung beeinflussen könnte. Prof. Wildor Hollmann untersuchte am Max-Plank-Institut für Gehirnforschung in Köln das regionale Gehirndurchblutungsverhalten bei Fahrradergometerarbeit. Schon bei einer Belastungsstufe von 25 Watt, das entspricht ganz langsamem Spazierengehen, zeigte sich in allen untersuchten Gehirnabschnitten eine deutliche Durchblutungssteigerung von 10 bis 20% über den Ruhewert hinaus. Erhöhte man die Belastungsintensität auf 100

Watt, nahm die Durchblutung auf 15 bis 30% über den Ruheausgangswert zu. Diese gesteigerte Gehirndurchblutung bewirkt eine erhöhte geistige Wachheit, Gedankenklarheit, Konzentrationsfähigkeit und allgemein gesteigerte Gedächtnisleistung. (11)

Damit ist bewiesen, dass sich körperliche Bewegung positiv auf das Gehirn auswirkt. Hat es aber auch eine Auswirkung auf Demenz-Erkrankungen oder eine mögliche vorbeugende Wirkung?
Es gibt nicht allzu viele wissenschaftliche Studien, die sich mit der Auswirkung von körperlicher Aktivität auf Demenzerkrankung befassen. Zum Einen müssen solche Studien einen möglichst großen Personenkreis einbeziehen und zum Anderen müssen sie über mehrere Jahre geführt werden. Das heißt, die Teilnehmer müssen in regelmäßigen Abständen untersucht und getestet werden. Dadurch sind solche Studien natürlich sehr teuer. Für Pharmakonzerne wäre das zwar kein Problem, doch die haben natürlich nur Interesse an Studien, die sich mit der Entwicklung neuer Medikamente befassen. Denn wenn man ein Patent auf ein neues Medikament bekommt, kann damit ein Vielfaches der Entwicklungskosten wieder verdient werden. Kaum jemand wird riesige Summen dafür aufwenden, um zu beweisen, dass z. B. Spazierengehen eine vorbeugende Wirkung auf Demenz hat, denn mit so einem Ergebnis lässt sich kein Geld verdienen.
Einige Studien gibt es aber trotzdem und diese kommen alle zu ähnlichen positiven Ergebnissen.

Wissenschaftliche Studien Bewegung:

„Körperliche Aktivität verzögert den biologischen Alterungsprozess. Damit ist Sport das beste Anti-Aiging-Programm. Kein anderes Verfahren, keine Medikamente oder Heilweisen haben eine annähernd vergleichbare Verzögerung der Alterung aufzeigen können. "
Prof. Dr. Herbert Löllgen, Leiter der medizinischen Klinik Sena-Klinikum Remscheid GmbH
(www.kybun.de/anwendungen/senioren/studien.html)

Das Gehirn profitiert offenbar schon von regelmäßigem Spazierengehen. Amerikanische Wissenschaftler untersuchten bei 299 Senioren mit einem Durchschnittsalter von 78 Jahren den möglichen Zusammenhang zwischen körperlicher Aktivität, Hirnschwund und geistiger Beeinträchtigung. Nach neun Jahren wiesen Senioren, die sich viel bewegten, mehr Hirnmasse auf, als solche mit geringer körperlicher Aktivität. Der beste Effekt zeigte sich bei einer wöchentlichen Strecke von mindestens 10 bis 12 Kilometern. Die regelmäßigen Spaziergänger profitierten dabei auch hinsichtlich ihrer geistigen Fitness: nach 13 Jahren war die Rate an geistigen Einschränkungen bei den Bewegungsmuffeln doppelt so hoch.
(www.alzheimerinfo.de/aktuelles/news/2010/2010-12-01/) 22.12.2010

Zu einem ähnlichen Ergebnis kam auch eine Untersuchung auf Hawaii:
Bereits ein täglicher Spaziergang hat enorme Auswirkungen auf den Erhalt der geistigen Fähigkeiten. Eine Untersuchung mit 2257 männlichen Teilnehmern im Alter von 71 bis 93 Jahren auf Hawaii zeigte, dass ein täglicher Gang von 3 km das Risiko von Alzheimer-Krankheit und anderen Formen von Demenz um die Hälfte reduzierte.
(www.kybun.de/anwendungen/senioren/studien.html) 26.01.2012

Auch eine Langzeitstudie, an der über 18.000 Frauen teilnahmen (Nurses' Health Study), belegte den positiven

Einfluss regelmäßiger Bewegung auf die geistige Leistungsfähigkeit.
(www.kybun.de/anwendungen/senioren/studien.html) 26.01.2012

An 469 Personen im Alter von 75 bis 85 Jahren untersuchte man Demenzerscheinungen ohne und mit körperlichem Training. Das Resultat lautete: Wurde z.B. zweimal wöchentlich ein Ballspiel von je einstündiger Dauer vorgenommen, lag ein signifikant geringeres Risiko für Demenzerkrankung vor. Ferner führte die Kombination von körperlichem und geistigem Training nach zwei Monaten zu einer stärkeren Verbesserung der geistigen Leistungsfähigkeit als geistiges Training allein.

Bewegung gegen Zellabbau im Gehirn

Forscher der Universität Illinois in Urbana-Champaign haben die Zelldichte in der Großhirnrinde des Gehirns bei älteren Menschen untersucht. Bei den Teilnehmern war der altersbedingte Zellabbau unterschiedlich stark fortgeschritten. Je gesünder und belastbarer ihr Herz-Kreislauf-System war, desto höher war die Zelldichte in den von Schrumpfung bedrohten Bereichen. Die Schlussfolgerung der Forscher: Körperliche Aktivität verlangsamt den Rückgang.
(www.kybun.de/anwendungen/senioren/studien.html) 04.07.2012

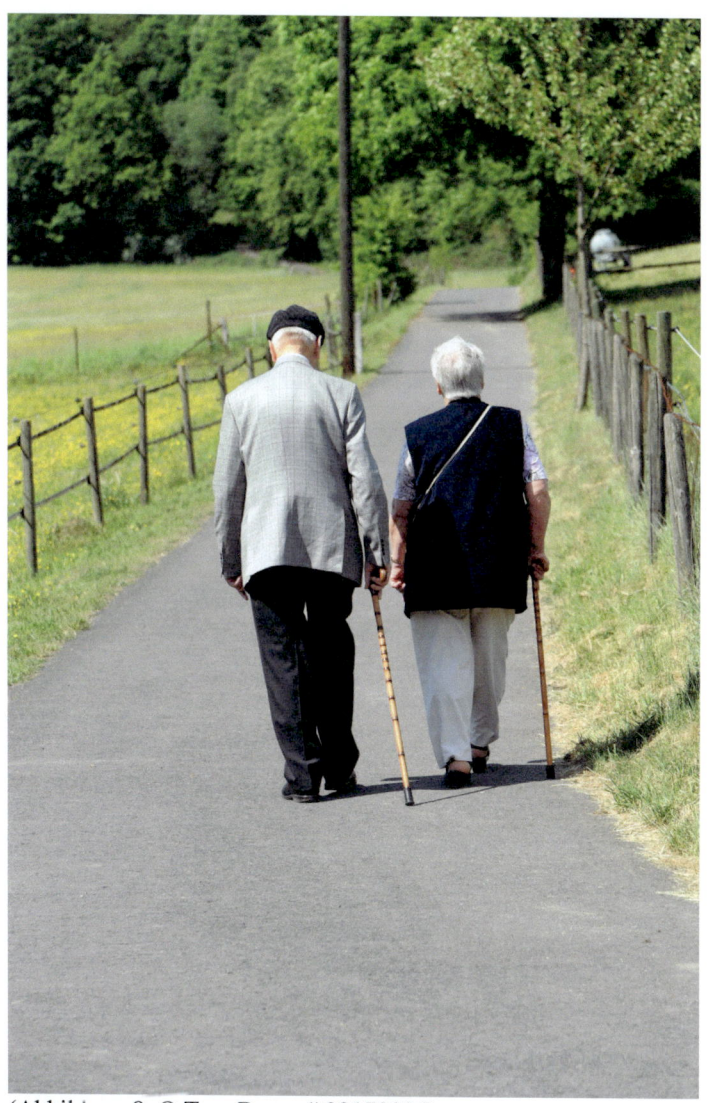

(Abbildung 8: © Tom Bayer # 32178096)

Ein täglicher Gang von drei Kilometer reduziert das Risiko einer Alzheimer-Krankheit oder einer anderen Form von Demenz um die Hälfte.

Größe der aktivierten Gehirnregionen bei Problemlösungen:

Am Max-Plank-Institut untersuchte man die Größe der aktivierten Gehirnregionen bei Problemlösungen. Man verglich die Ergebnisse einer Personengruppe mit einem Durchschnittsalter von 69 Jahren mit einer Gruppe mit einem Durchschnittsalter von 24 Jahren. Es wurde festgestellt, dass mit zunehmendem Alter größere Gehirnbezirke zur Lösung von ein und derselben Aufgabe benötigt werden. Offenbar werden also erste Qualitätsverluste des Gehirns durch eine Zusatzmobilisierung von Gehirnflächen kompensiert. Man ließ nun die älteren Personen ein einjähriges Training in Form von 2 bis 3 mal wöchentlichen Spaziergängen und Wanderungen von mindestens 45 Minuten Dauer durchführen. Nach einem Jahr wiederholte man die Tests. Die Größenordnung der aktivierten Gehirnbezirke in Verbindung mit dem Lösen der gestellten Aufgaben nahm signifikant ab. Die Größe der aktivierten Gehirnregionen ähnelte teilweise denen der jungen Probanden. Nur durch die regelmäßige Bewegung kam es zu einer besseren Vernetzung der Nervenzellen im Gehirn, dadurch steigerte sich die Gehirnfunktion und vor allem auch die Kreativität. Zudem wird ein Zusammenhang zwischen Bewegung und dem Neuaufbau von Spines, das ist der Ort unseres Kurzzeitgedächtnisses, wissenschaftlich vermutet. Unabhängig vom Max-Plank-Institut kam auch eine schwedische und eine amerikanische Arbeitsgruppe zu ähnlichen Befunden.

Die Teilnehmer hatten kein zusätzliches geistiges Training absolvierten, sie machten nur dreimal pro Woche eine Wanderung und dadurch hatte sich ihr Gehirn messbar verändert und ihre Gedächtnisleistung verbessert.

Die früher stets an erster Stelle genannten geistigen Tätigkeiten zur Erhaltung der Gehirnfunktion rangieren offenbar erst an zweiter Stelle.

Stress und Demenzrisiko:

Eine Langzeitstudie der Universität Götheburg kam zu dem Ergebnis, dass Stress das Demenzrisiko stark erhöhen kann.
Bei der Studie ließen sich 1462 Frauen im Alter von 38 bis 60 Jahren erstmals 1968 untersuchen. Die Teilnehmerinnen wurden 35 Jahre lang begleitet und in diesem Zeitraum regelmäßig befragt und medizinischen Standardtests zur Demenzdiagnose unterzogen. Im Jahre 2000 standen noch 651 Teilnehmerinnen zur Verfügung, davon zeigten 161 Anzeichen einer Demenz. Von den 161 Teilnehmerinnen, die tatsächlich eine Demenz-Erkrankung entwickelten, hatten überdurchschnittlich viele in ihren mittleren Lebensjahren über anhaltenden oder häufig wiederkehrenden Stress geklagt. Ständige Anspannung in den mittleren Lebensjahren erhöhte demnach das Risiko an Demenz zu erkranken um 65 Prozent gegenüber überwiegend entspannten Frauen.
(www.nationalgeographic.de/aktuelles/stress-erhoeht-demenzrisiko)
14.03.2011

Wie kann Stress Demenz verursachen?

Die Natur hat uns mit vielen Mechanismen ausgestattet, die unser Überleben sichern sollen. Man kann sie in zwei Hauptkategorien einteilen: Wachstumsmechanismus und Schutzmechanismus.
Diese beiden Mechanismen können aber nicht gleichzeitig aktiv sein. Wenn wir keiner Gefahr (Stress) ausgesetzt sind, befindet sich unser Körper im Wachstumsmechanismus. Das Blut ist hauptsächlich in den inneren Organen, es wird Nahrung verdaut, Energie produziert, Abfallstoffe werden beseitigt, der Körper kann abgestorbene Zellen durch neue ersetzen und neue Gehirnzellen produzieren. Das Immunsystem wird mit ausreichend Energie versorgt und ist voll leistungsfähig. Wenn der Hypothalamus je-

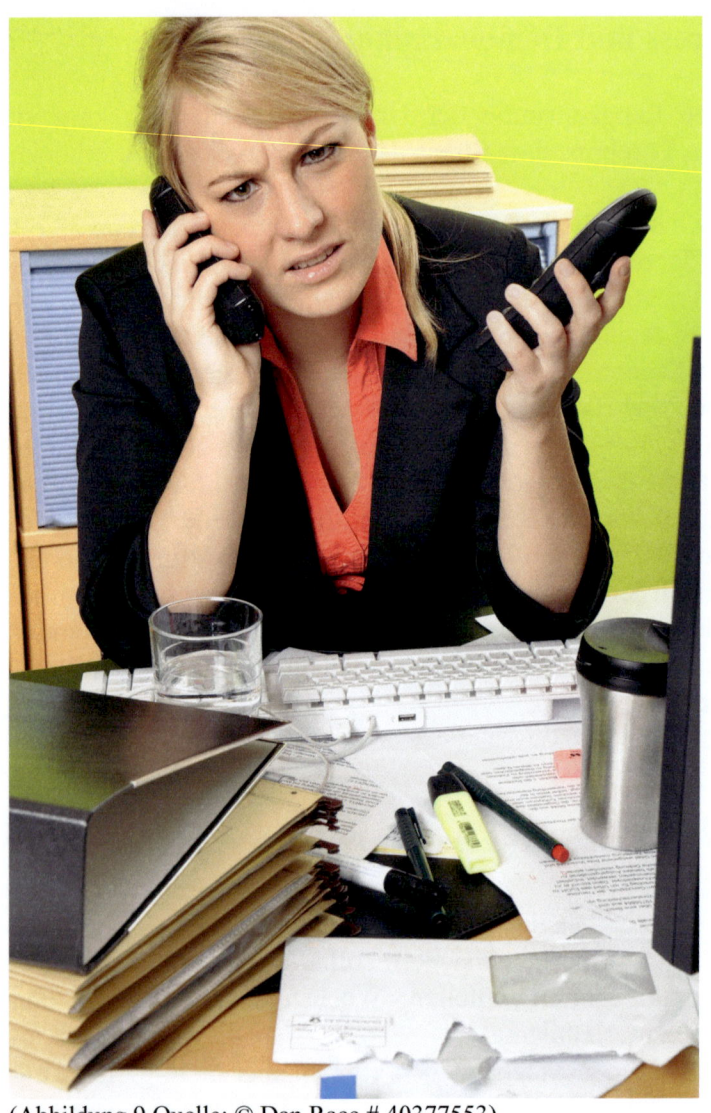

(Abbildung 9 Quelle: © Dan Race # 40377553)

Stress in den mittleren Lebensjahren erhöht das Demenz-Risiko im Alter.

doch eine äußere Gefahr wahrnimmt, versetzt er den Körper in Alarmbereitschaft. Das Blut wird von den inneren Organen sofort zu den Muskeln geleitet, der Blutdruck steigt, Cortisol und Adrenalin wird ausgeschüttet. In einer Gefahrensituation ist es nicht überlebenswichtig, dass der Körper Nahrung verdaut oder neue Zellen produziert. Das Wichtigste ist, dass die Muskulatur mit möglichst viel Energie für Flucht oder Kampf versorgt wird. Dafür wird sogar Energie vom Immunsystem abgezogen.

Die Stresshormone Cortisol und Adrenalin verengen die Blutgefäße im präfrontalen Kortex (Vorderhirn) und reduzieren dadurch seien Funktionsfähigkeit. Außerdem unterdrücken diese Hormone die vordere Großhirnrinde, das Zentrum des bewussten Denkens und der willentlichen Entscheidungen. In einer Gefahrensituation wird der Blutfluss vermehrt zum Hinterhirn geleitet, wo die lebenserhaltenden Reflexe, das instinktive Handeln und das Kampf- und Fluchtverhalten gesteuert werden.

Diese Mechanismen haben sich über Jahrmillionen entwickelt und bewährt. Früher war die Schutzfunktion unseres Körpers aber nur relativ selten und dann auch nur für kurze Zeit aktiviert. Eine Flucht- oder Kampfsituation war sicher nicht alltäglich und wenn, dann dauerte sie schließlich nicht den ganzen Tag. Die überwiegende Zeit war der Körper in der Wachstumsfunktion, so wie es von der Natur ursprünglich auch vorgesehen war. Wir sind zwar heute kaum noch körperlichen Gefahren ausgesetzt, dafür gibt es jetzt andere Stressfaktoren wie Leistungsdruck, Zeitdruck, Ärger, Ängste und dergleichen. Zudem versorgt uns das Fernsehen ständig mit Bildern von Gewalt. Unser Nervensystem reagiert aber auf diese Faktoren mit den gleichen Mechanismen wie bei einer körperlichen Bedrohung. Das fatale an den heutigen Stresssituationen ist aber, dass viele Menschen oft Tage, Wochen oder sogar Jahrelang darunter leiden, was gravierende gesundheitliche Folgen haben kann.

Wenn das Immunsystem über so lange Zeit mit zu wenig

Energie versorgt wird und dadurch geschwächt ist, können sich Krebszellen, die sonst erfolgreich bekämpft würden, viel leichter ausbreiten. Das Stresshormon Cortisol kann in Stresssituationen auf das 10-fache des Normalwertes ansteigen. Ein durch chronischen Stress erhöhter Cortisolspiegel kann zum Absterben von Neuronen im Hyppocampus führen, dem Bereich, der bei einer Demenz-Erkrankung als Erstes betroffen ist. Anhand dieser Tatsachen ist es nicht verwunderlich, dass etwa die Hälfte aller Alzheimer-Patienten einen erhöhten Cortisolspiegel haben.

Wenn die Blutzufuhr im Vorderhirn und der vorderen Großhirnrinde über eine längere Zeit eingeschränkt ist, kommt es dort zu einem Energiemangel, wodurch auf Dauer Nervenzellen absterben können. Bei Dauerstress werden bestimmte Hormone (Glukokortikoide) produziert, welche wie ein Nervengift wirken und die Neurogenese (Neubildung von Nervenzellen) beeinträchtigen. *„Ein gestresstes Gehirn kämpft um sein Überleben"*, erklärt der Stressforscher Christian Mirescu: *„Da ist es nicht interessiert daran, in Zellen für die Zukunft zu investieren."* (2 Seite 186)

Die Tatsache, dass sich unser Körper in Folge von Stress viel zu oft und viel zu lange in der Schutzfunktion befindet und die Wachstumsfunktion dadurch eindeutig zu kurz kommt, ist mit ein Grund für die zunehmenden Krebs- und Demenzerkrankungen. Oft würde schon ein zwei- bis dreimal wöchentlicher Waldspaziergang dazu beitragen, den Körper wieder einigermaßen ins Gleichgewicht zu bekommen. Allerdings ein Waldspaziergang ohne Musik im Ohr und ohne Handy. Ich muss aber leider immer wieder feststellen, dass gerade diejenigen Personen, die am meisten unter Stress leiden, schon seit sehr langer Zeit keinen Waldspaziergang mehr gemacht haben. Meine Schwester hat das einmal sehr treffend formuliert, sie sagte: *„Es gibt so viele Menschen, die immer jammern, dass sie ständig Stress haben - aber im Wald ist man immer allein."*

Depression und Demenzrisiko:

Ein Risikofaktor, bzw. eine Vorstufe für Demenz-Erkrankung sind Depressionen. Laut einer Studie aus den USA können Depressionen das Risiko an Demenz zu erkranken fast verdoppeln.

An der Universität von Massachusetts untersuchten die Forscher 949 Personen mit einem Durchschnittsalter von 79 Jahren über einen Zeitraum von 17 Jahren. Die Teilnehmer waren am Anfang der Studie frei von Demenz, allerdings litten 123 von ihnen an Depressionen. Im Laufe der Studie erkrankten 164 der Teilnehmer an Demenz. Diejenigen Teilnehmer, die depressiv waren, hatten ein gut 50 Prozent höheres Risiko an Demenz zu erkranken. Laut Jane Saczynski steigt das Risiko mit der Stärke der Depression stark an.
(www.psychohelp.at/html14/psychologie_nachrichten/depression/spor t_gegen_depression) 25.01.2012

Wenn jemand depressiv ist, hat er kaum die nötige Motivation, um regelmäßig Sport zu treiben. Meistens fehlt auch die Lust, um nur spazieren zu gehen, irgendwelche Hobbys auszuüben oder soziale Kontakte zu pflegen. Durch den Bewegungsmangel verschlechtert sich die Vernetzung der Gehirnzellen. Es werden bestehende Nervenverbindungen aufgelöst, wodurch Nervenzellen absterben. Das kann möglicherweise zu weiteren negativen Gedanken führen. Wenn man depressiv ist, hat man auch kein Interesse sich gesund zu ernähren, was sich wiederum negativ auf das Gehirn auswirken kann. Dadurch gerät der Betroffene in eine negative Spirale, die irgendwann in der Demenz enden kann.
Wie kann man nun einen Menschen aus diesem Teufelskreis heraushelfen?
Gutes zureden, wie *„es geht dir doch eh so gut"* und dergleichen bringt in der Regel überhaupt nichts. Und zwar

aus dem Grund, weil der Betroffene das wirklich anders sieht.

Der Neurologe Dr. Joe Dispenza hat einen Versuch mit einer Gruppe depressiver und einer Gruppe gesunder Personen gemacht. Den jeweiligen Gruppen wurden gleich viele Bilder von Beerdigungen und von Hochzeiten vorgelegt. Als man nachher die depressiven Personen fragte, ob es mehr Beerdigungs- oder mehr Hochzeitsbilder waren, antworteten alle, dass es viel mehr Bilder von Beerdigungen waren.

Die nicht depressiven Personen sagten alle, dass es viel mehr Hochzeitsbilder waren. Das zeigt, dass wir immer nur das sehen, was uns unsere emotionalen Stimmungen und unsere Gefühle vorgeben. Wenn man zu einer depressiven Person sagt, wie toll doch alles ist, stößt man meistens auf Unverständnis, weil diese Person die Dinge wirklich anders sieht.

So unglaublich es vielleicht auf den ersten Blick klingt, die beste Möglichkeit, jemandem da raus zu helfen ist, ihn zu körperlicher Bewegung zu animieren.

Es ist erwiesen, dass regelmäßiges körperliches Training bei Depressionen eine ähnliche Wirkung hat wie Antidepressiva, nur ohne Nebenwirkungen. Regelmäßige sportliche Betätigung ist ein wirkungsvolles Mittel gegen Depression. Das ist das Ergebnis einer Studie von einer amerikanischen Wissenschaftsgruppe der Duke-Universität in Durham, North Carolina. An dieser Studie nahmen 156 depressive Menschen mittleren Alters teil. Eine Gruppe der Teilnehmer wurde mit einem Medikament behandelt, eine zweite Gruppe traf sich dreimal pro Woche für sportliche Betätigung und die dritte Gruppe machte beides, trieb Sport und nahm das Medikament. Nach vier Monaten zeigten alle drei Gruppen ein nahezu gleiches Ausmaß an Stimmungsverbesserungen. Die Forscher wollten anschließend wissen, ob die Depressionen bei den Teilnehmern auch langfristig gebannt bzw. reduziert werden konnten. 133 Teilnehmer setzten das Experiment für weitere sechs Monate fort.

Das erstaunliche Ergebnis: in der Sportgruppe berichteten nur 8 Prozent der Teilnehmer über eine Rückkehr von Depressionen. In der Medikamentengruppe waren es dagegen 38 Prozent und in der kombinierten Gruppe 31 Prozent. (www.psychohelp.at/html4/psychologie_nachrichten/depression/sport _gegen_depression.html) 25.01.2012

Bei körperlichem Training wird im Gehirn Serotonin produziert, das auch in Antidepressiva enthalten ist. Außerdem werden durch die Bewegung neue Verbindungen der Gehirnzellen geschaffen, durch die bessere Vernetzung der Gehirnzellen bilden sich neue Gedankenmuster, durch diese neuen Gedankenmuster entstehen neue Emotionen und neue Gefühle und nur durch die Veränderung der Emotionen und Gefühle kann der Teufelskreis der Depressionen durchbrochen werden. Der Auslöser dafür liegt aber in der regelmäßigen Bewegung.

David Servan Schreiber schreibt in seinem Buch, *"Die neue Medizin der Emotionen"*, über einen amerikanischen Psychologen, der in seinem Behandlungszimmer zwei Laufbänder stehen hat. Seine Patienten sitzen oder liegen nicht bei seinen Therapien, sondern sie gehen mit ihm auf dem Laufband. Dieser Psychologe hat erstaunliche Erfolge mit dieser Methode und verschreibt wesentlich weniger Psychopharmaka wie seine Kollegen.

Warum ist Bewegung wichtiger denn je?

Die Hirnforschung konnte belegen, dass sich die Gehirne der Menschen, die nach 1965 geboren wurden wesentlich von den Gehirnen der vorhergehenden Generationen unterscheiden. Warum ist das so?

Die Umweltbedingungen haben sich in der zweiten Hälfte des letzten Jahrhunderts stark verändert. Die Reize, die auf das kindliche Gehirn einströmen, werden mehr und intensiver. Früher haben die Kinder ihre Freizeit überwiegend im Freien beim Spielen verbracht oder mussten im Haus oder Hof mithelfen. Das heißt, sie haben sich viel bewegt. Die neuen Reize, die auf ihr Gehirn einwirkten, waren meist in Verbindung mit Bewegung, dadurch konnten sich die Gehirnzellen gut vernetzen und die Reize optimal verarbeiten. Dann kam es durch Fernsehen, Computerspiele und Internet zu einem starken Anstieg der Reize auf das Gehirn, bei einem gleichzeitigen Rückgang der Bewegung. Diese Reizüberflutung in Verbindung mit Bewegungsmangel und zu wenig Entspannung ist eine gefährliche Mischung, sie führt zu Lern- und Konzentrationsschwierigkeiten, zu Verhaltensstörungen, Unmotiviertheit bis hin zu Aggressivität.
(www.service.cms.apa.at/cms/feh/dokument.html?ctx=CH0100&doc= CMS1188387024781 Suchbegriff: Wer sich bewegt…) 06.12.2010

Veränderte Gehirnentwicklung durch Reizüberflutung und Bewegungsmangel:

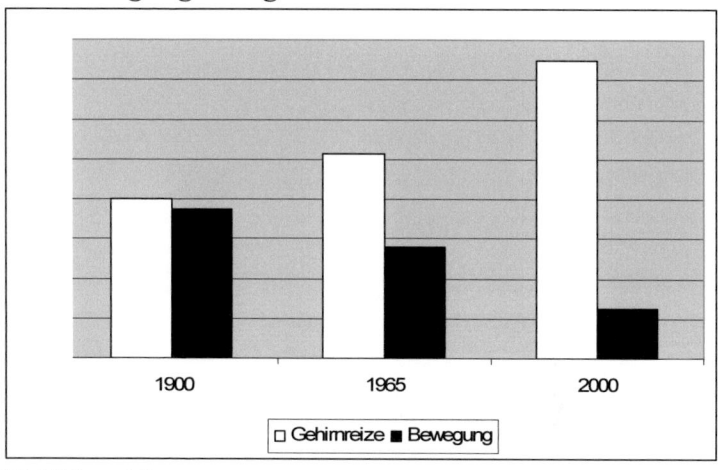

(Abbildung 10)

Laut einem Bericht der **Passauer Neuen Presse** ist jedes fünfte Kind in bayrischen Kindergärten verhaltensauffällig. Bei der Studie wurden Vorsorgeuntersuchungen vier- und fünfjähriger Kinder von 90 Betriebskrankenkassen in Bayern ausgewertet. *„Wir sehen immer mehr Kinder mit Entwicklungsstörungen, Konzentrationsschwächen und seelischen Problemen"*, sagte der bayrische BVKJ-Landesvorsitzende Martin Lang. Die Zahl der Einweisungen von Kindern in psychiatrische Kliniken hat dramatisch zugenommen.
(Passauer Neue Presse 29. März 2011)

Das Erschreckende an diesem Bericht ist für mich, dass diese Kinder wahrscheinlich mit allen möglichen Medikamenten behandelt werden, der wahren Ursache aber auch hier, wie so oft, nicht auf den Grund gegangen wird.

Bewegungsmangel:

Dänische Wissenschaftler haben nun untersucht, wie sich
Bewegungsmangel auf die Gesundheit auswirkt. Sie haben
gesunden, jungen, sportlich aktiven Männern die ungesun-
de Lebensweise des Durchschnittsdänen verordnet: auf
keinen Fall mehr als 1.500 Schritte pro Tag gehen. 1.500
Schritte sind umgerechnet nur etwa 1,2 Kilometer. Die
Bewegungen der Teilnehmer wurden 14 Tage lang durch
Schrittzähler und Beschleunigungsmesser aufgezeichnet.
Die Auswirkungen des zweiwöchigen Faulseins auf die
jungen Männer war frappierend. Unter Belastung sank ihre
Ausdauerleistung schon nach zwei Wochen um über sieben Prozent. Ihr Körpergewicht reduzierte sich um 1,2
Kilogramm. Was sich positiv anhört, ist aber in Wirklichkeit ein dramatischer Verlust von Muskelmasse. Der Kör-
per der Probanden konnte Fett und Zucker wesentlich
schlechter abbauen als zuvor, wodurch die Blutfett- und
Blutzuckerwerte deutlich angestiegen sind. Der Körper
entwickelte eine Insulinresistenz, das heißt, er benötigt
wesentlich mehr Insulin, um den Blutzuckerspiegel konstant zu halten. Wir können praktisch jederzeit eine Vorstufe von Typ-II-Diabetes entwickeln: einfach durch
Nichtstun.
Der Körperscanner zeigte, dass der Fettgehalt in nur zwei
Wochen um sieben Prozent gestiegen ist. Vor allem im
Bauchraum. Dieses Fett ist besonders gefährlich, da es im
Verdacht steht, Auslöser vieler Krankheiten zu sein.

Myokine, Botenstoffe der Muskeln:

Die dänischen Wissenschaftler haben entdeckt, dass die Skelettmuskeln bei körperlicher Aktivität eine Vielzahl von Botenstoffen aussenden, die einen ungeahnten Einfluss aus unsere Gesundheit haben. Jetzt ist man diesem Mechanismus auf der Spur. Das Zentrum der Erforschung dieser geheimnisvollen Botenstoffe liegt in Dänemark. In Kopenhagen wird möglicherweise gerade Medizingeschichte geschrieben. Denn hier hat die Internistin Bente Karlund Pedersen (Reichshospital Kopenhagen) einen Teil der Sprache der rätselhaften Botenstoffe der Muskeln entschlüsselt. Die Botenstoffe, die der Skelettmuskel aussendet, nennt man Myokine. Bente Pedersen sagt: *„Wenn man seine Muskeln nicht trainiert, dann produziert man auch nicht genügend Myokine. Beim Muskeltraining kommen Myokine aus dem Muskel und beeinflussen alle anderen Organe. Sie gehen zum Fett und verbrennen genau das Fett, das an den falschen Stellen sitzt. Sie beeinflussen die Gefäße und auch die Leber und halten sie gesund. Myokine beeinflussen sogar das Gehirn und schützen vor Demenz."*

(www.3sat.de/nano/medizin/144938/index.html)

Dass körperliche Aktivität das Demenz-Risiko senkt, ist ebenfalls auf einen Botenstoff aus den Muskeln zurück zu führen. Der sogenannte Brain Derived Neurotropic Faktor (BDNF). BDNF verhindert den Abbau und fördert den Aufbau von Nervenzellen und stimuliert die Ausbildung neuer Verbindungen zwischen den Nervenzellen, den sogenannten Synapsen. Menschen mit einer Depression oder einer Demenz-Erkrankung haben geringere BDNF-Spiegel als gesunde Probanden. Durch regelmäßige Bewegung kann man die BDNF-Produktion wieder steigern.

(www.wdr.de/tv/quarks/global/pdf/Q_Laufen_2.pdf)

Fazit Bewegung:

„Mit an Sicherheit grenzender Wahrscheinlichkeit kann man mit dem Faktor Bewegung Alzheimer und andere Demenzen verhindern."
Univ. Prof. Dr. med. Wildor Hollmann (86)

Professor Hollmann hat fast sein ganzes Leben lang die Auswirkungen von körperlicher Aktivität auf die Gesundheit untersucht. Er ist selbst der beste Beweis für diese Aussage, da er auch im Alter von 86 Jahren noch sehr fit ist und Vorträge hält.

Die Wissenschaft hat in den letzten Jahren eindeutig nachgewiesen, dass körperliche Bewegung nicht nur für das Herz-Kreislauf-System und die Muskulatur wichtig ist, sondern im gleichen Maße auch für unser Gehirn. Unser Körper ist einfach für Bewegung geschaffen, das gilt heute genauso wie vor 2 Millionen Jahren. In den Industrienationen verbringt der Mensch aber die meiste Zeit sitzend im Auto, im Büro oder vor dem Fernseher. Indirekt ist Bewegungsmangel mittlerweile die zweithäufigste Todesursache in Europa und verringert die Lebenserwartung um durchschnittlich fünf Jahre.
Bis vor kurzem hat man Bewegungsmangel bestenfalls noch mit einer Degeneration der Muskulatur und einer eingeschränkten Beweglichkeit in Verbindung gebracht. Mittlerweile weiß man aber, dass Bewegungsmangel Mitverursacher von so genannten Zivilisationskrankheiten wie Herz-Kreislauf-Erkrankungen, Bluthochdruck, Diabetes Typ 2, Osteoporose, Krebs und Demenz-Erkrankung ist. Die Wissenschaft hat nachgewiesen, dass Bewegungsmangel nicht nur die Muskeln, sondern auch das Gehirn schrumpfen läst.
Der Steinzeit-Mensch legte täglich etwa 30 bis 40 Kilometer zu Fuß zurück. Um 1900 ging der Mensch noch etwa 20 Kilometer am Tag zu Fuß. Während es 1950 immerhin

noch ca. 12 Kilometer waren, sind es heute nur noch knapp 800 Meter (Abbildung 11). Das sind noch mal 400 Meter weniger als in der oben beschriebenen dänischen Studie, die aber nur zwei Wochen dauerte. Der Mensch hat es geschafft, in einem Zeitraum von nicht einmal zwei Menschenleben, seine tägliche zu Fuß zurückgelegte Strecke um 96 Prozent zu reduzieren. Das ist eine Veränderung in der Lebensweise, die es in dieser Form nie zuvor in der Menschheitsgeschichte gegeben hat.

Es ist aber nicht nur die zu Fuß zurück gelegte Strecke, die sich im letzten Jahrhundert drastisch verringert hat. Auch alltägliche Arbeiten, die früher teilweise große körperliche Anstrengungen erforderten, werden uns heute von allen möglichen Maschinen und elektrischen Geräten abgenommen. Körperliche Bewegung ist aber ein ganz entscheidender Faktor für die Sauerstoffversorgung der Zellen.

Im Ruhezustand des Körpers verbraucht das Gehirn etwa 20 Prozent des aufgenommenen Sauerstoffs. Darum ist das Gehirn in besonderem Maße auf eine permanente Sauerstoffversorgung angewiesen und kann durch Bewegungsmangel und eine dadurch verschlechterte Durchblutung auch als erstes Schaden nehmen. Wie kommt der Sauerstoff ins Gehirn? Der Sauerstoff wird vom Hämoglobin der roten Blutkörperchen transportiert. Das Blut wird im Lungenkreislauf vom Herzen zur Lunge gepumpt. Dort gibt das sauerstoffarme Blut Kohlenstoffdioxid ab und nimmt Sauerstoff auf. Das sauerstoffreiche Blut fließt über die Lungenvenen in den linken Vorhof des Herzens. Von dort wird das Blut über ein Netz von Blutgefäßen zu den Körperzellen gepumpt. Neben dem Herzen hat aber auch die Skelettmuskulatur eine nicht zu unterschätzende Wirkung auf den Blutkreislauf. Eine gute Muskulatur unterstützt den Rücktransport des Blutes in den Venen zum Herzen. Wenn durch Bewegungsmangel die Muskulatur immer mehr abbaut, hat das auch negative Auswirkungen auf den Kreislauf. Auch das Herz ist ein Muskel, der wie jeder andere Muskel durch regelmäßiges Training gestärkt wird und durch Bewegungsmangel an Leistungsfähigkeit verliert. Durch das Nachlassen der Herzleistung wird die Durchblutung des Körpers schwächer und es droht eine zunehmende Gefäßverkalkung. Außerdem bilden sich die kleinen Blutgefäße (Kapillaren) in Folge von Bewegungsmangel zurück, wodurch wiederum die Durchblutung der Muskeln, des Herzens und des Gehirns verschlechtert wird. Besonders für das Gehirn hat diese verschlechterte Durchblutung fatale Auswirkungen. Wenn infolge der schlechten Durchblutung die Sauerstoffversorgung im Gehirn eingeschränkt ist, kann es durch Energiemangel zu einem Absterben von Nervenzellen kommen. Durchblutungsstörungen sind die Hauptursache der vaskulären Demenz.

Durch regelmäßiges Ausdauertraining kann die Zahl der Kapillaren auf das 30 bis 50-fache ansteigen. Außerdem bilden sich neue Querverbindungen zwischen den Kapillaren. Dadurch wird die Durchblutung aller Gewebe und Organe gesteigert. Das gilt besonders für die Muskulatur, für das Herz und das Gehirn.

Körperliche Aktivität sorgt also nicht nur für eine bessere Durchblutung der Muskeln, sondern verbessert auch die Gehirndurchblutung und damit die Sauerstoffversorgung des Gehirns. Um das zu erreichen sind keine sportlichen Höchstleistungen nötig. Rufen wir uns noch mal das Ergebnis der Studie von Hawaii in Erinnerung: *„Ein täglicher Gang von 3 Kilometern reduziert das Risiko einer Alzheimer-Erkrankung oder einer anderen Form von Demenz um die Hälfte"*. Wir schaffen im Durchschnitt aber nicht einmal ein Drittel davon.

Rückgang der Bewegung – Zunahme der Demenz-Erkrankungen

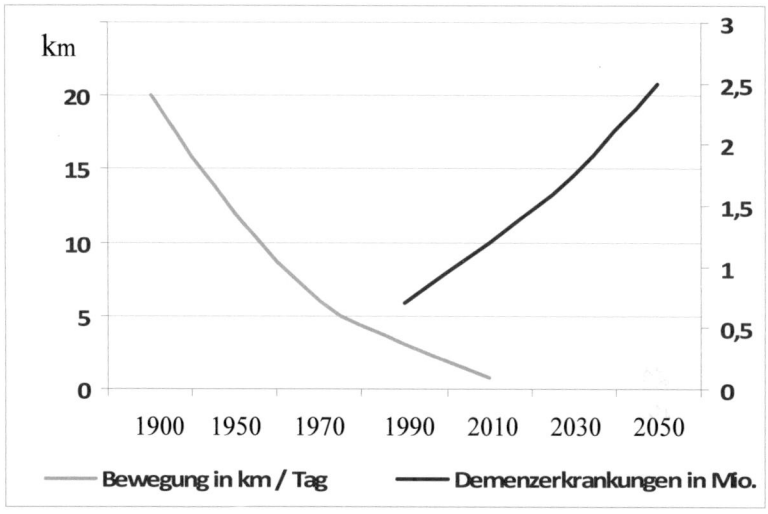

(Abbildung 11)

Ein ganz entscheidender Faktor ist aber, dass Sie sich **freiwillig** und **gerne** regelmäßig bewegen. In Tierversuchen konnte man eindeutig nachweisen, dass Tiere, die zur Bewegung gezwungen wurden, nicht die gleichen positiven Veränderungen im Gehirn aufwiesen, wie Tiere, die sich freiwillig bewegten. Wenn Sie also widerwillig spazieren gehen oder unmotiviert ein Trainingsprogramm durchführen, nur weil Sie gelesen haben, dass es gut für Ihr Gehirn ist, wird es Ihnen nicht so viel bringen, als wenn Sie genau die gleichen Tätigkeiten absolvieren, weil Sie es gerne tun und es Ihnen Spaß macht

Maximale Sauerstoffaufnahmefähigkeit und Gehirndurchblutung:

Die maximale Sauerstoffaufnahmefähigkeit gibt an, wieviel Sauerstoff ein Mensch bei maximaler Belastung aufnehmen kann. Sie wird gemessen in Milliliter Sauerstoff pro Minute.
Biologisch gesehen erreicht die maximale Sauerstoffaufnahmefähigkeit eines Menschen ihren Maximalwert etwa zwischen dem 16. und dem 19. Lebensjahr. Nach dem 30. Lebensjahr geht die maximale Sauerstoffaufnahmefähigkeit um etwa ein Prozent pro Lebensjahr zurück. Wenn man jedoch ein richtig dosiertes Ausdauertraining betreibt, kann man im Idealfall seine maximale Sauerstoffaufnahmefähigkeit verdoppeln.
Sportmedizinische Untersuchungen an Personen zwischen dem 55. und 70. Lebensjahr haben ergeben, dass die maximale Sauerstoffaufnahmefähigkeit auch in dieser Altersgruppe deutlich zu steigern ist. Man hat nach einem aerobischen Ausdauertraining von vierzig Minuten dreimal pro Woche über einen Zeitraum von acht Wochen eine durchschnittliche Steigerung der maximalen Sauerstoffaufnahmefähigkeit um 18 Prozent erreichen können.
(*Fit in der Lebensmitte* S. 60)

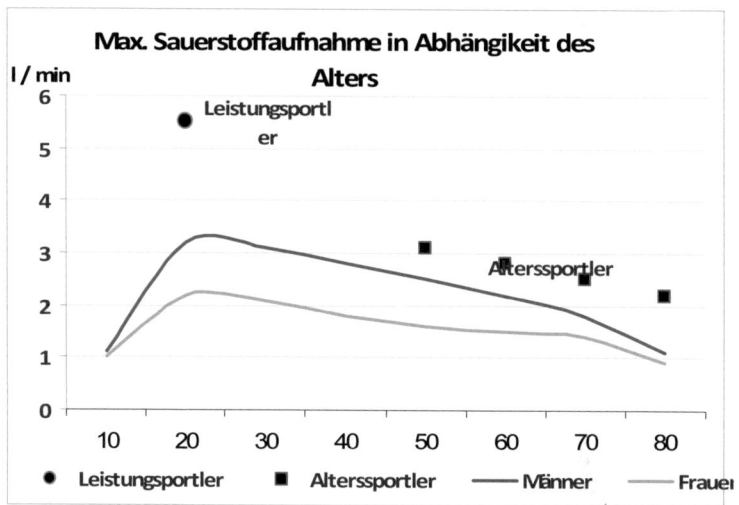

(Abbildung 12 Quelle: „Fit in der Lebensmitte" S. 57)

Eine weitere Möglichkeit zur Erhöhung der Sauerstoffaufnahmefähigkeit ist

Die Sauerstoff-Mehrschritt-Therapie – SMT:

Wie der Name schon sagt, besteht sie aus mehreren Schrit-
ten.

- der Verabreichung von Vitaminen und Mineral-
  stoffen
- der Inhalation von Sauerstoff
- einer Bewegungsphase

Der Begründer dieser Anwendungsart ist Prof. Manfred
von Ardenne. Einer seiner Leitsätze lautete: *"Sauerstoff
ist das Elixier des Lebens"*. Der Wissenschaftler galt als
einer der letzten Universalgelehrten Deutschlands: Er ver-
öffentlichte über 30 wissenschaftliche Bücher und hielt
rund 600 Patente.
Die von ihm kreierte SMT nutzte Manfred von Ardenne
auch für sich selbst, er absolvierte sie regelmäßig zweimal

pro Jahr. Diese Therapie nannte er als einen der Gründe, die ihm Aktivität bis ins hohe Alter ermöglichten. *„Ich bin ja eigentlich seit 25 Jahren im Ruhestand, aber für mich wäre das eine schreckliche Strafe, nicht zu arbeiten"*, bekannte der Physiker noch an seinem 90. Geburtstag. Bis kurz vor seinem Tod im Mai 1997 zeigte sich der 90jährige vital und hellwach. *(10 „Heilen mit Sauerstoff" S. 22)*

Bei der Inhalation von ionisiertem Sauerstoff weiten sich die Kapillaren, wodurch eine sofortige Verbesserung der Sauerstoffversorgung der Zellen eintritt. Vor allem Raucher spüren dadurch meistens einen sofortigen Energieschub, da ihre Kapillaren durch das Kohlenmonoxid oft verengt sind.

Kohlenmonoxid	Sauerstoff
Kapillaren verengen sich	Kapillaren weiten sich
schlechtere Durchblutung	bessere Durchblutung
schlechte Sauerstoffversorgung	gute Sauerstoffversorgung
wenig Energie	viel Energie

Fernsehen:

Mitte des letzten Jahrhunderts trat eine weitere technische Errungenschaft ihren Siegeszug an, durch die der Bewegungsmangel der Menschen bis zum heutigen Tage ständig zunimmt. Der Fernseher eroberte die Wohnzimmer und im Laufe der Jahre auch fast alle anderen Zimmer. Die durchschnittliche Fernsehdauer der Deutschen betrug 1970 täglich 110 Minuten. Bis zum Jahr 2010 hat sie sich mit 223 Minuten mehr als verdoppelt. In einem Zeitraum von 40 Jahren hat sich die Zeit, die der Durchschnittsbürger mehr oder weniger bewegungslos vor dem Fernseher verbringt, um knapp zwei Stunden täglich erhöht. Fernsehen ist eine sehr passive Freizeitbeschäftigung, bei der das Gehirn kaum gefordert wird und wenig lernt. Man hat festgestellt, dass ein hoher Fernsehkonsum mit großer Wahrscheinlichkeit mit Gedächtnisstörungen in Zusammenhang steht. Die Neuropsychologin Nancy Pachana und ihre Kollegen von der University of Queensland in Brisbane haben die Ergebnisse von fast 30.000 Personen analysiert, die am „National Memory Test" teilgenommen haben. Das Ergebnis war, dass Menschen, die weniger als eine Stunde täglich vor dem Fernseher verbrachten, die besten Gedächtnisleistungen erzielten.

Besonders schädlich sind die Auswirkungen des Fernsehens auf das Gehirn von Kindern unter fünf Jahren. Zu dieser Zeit sollen durch Erfahren und Begreifen (im wahrsten Sinne des Wortes) möglichst viele neue Verbindungen der Gehirnzellen aufgebaut werden. Beim Fernsehen ist das Kind aber passiv und trotzdem wird sein Gehirn von einer riesigen Menge überwiegend nutzloser Informationen überflutet. Da diese Informationen im Alltag nicht aktiv gebraucht werden, entstehen keine dauerhaften Verbindungen der Nervenzellen. Das Gehirn wird praktisch darauf trainiert, Informationen schnell wieder zu vergessen.

Hoher Fernsehkonsum schwächt bei Kindern das emotionale Empfinden und die Schulleistungen. Zu diesem Ergebnis kam eine Studie der Forschungsgruppe Psychophysiologie der Universität Freiburg. Die Studie konnte nachweisen, dass die schulischen Leistungen von Vielsehern vor allem im Fach Deutsch schlechter sind, als bei Gleichaltrigen, die ihre Freizeit mehr mit Sport oder Bewegung verbringen. Kinder, die mehr als drei Stunden am Tag vor dem Fernseher sitzen, bewegen sich weniger, was sich wiederum negativ auf die Entwicklung des kindlichen Gehirns auswirkt.

Laut einem Bericht des britischen Magazins „The Lancet" (Bd. 364, S. 257) sind Erwachsene, die als Kinder regelmäßig lange fernsahen, oft dick und nikotinsüchtig. Außerdem haben sie vermehrt Herz-Kreislauf-Erkrankungen und einen erhöhten Cholesterinspiegel. Bei der Studie der University of Otago wurden 1.000 Kinder bis zum 26. Lebensjahr regelmäßig untersucht. Sehr deutlich war der Zusammenhang zwischen hohem Fernsehkonsum und Übergewicht. Die Forscher um Robert Hancox kamen zu dem Ergebnis, dass der hohe Fernsehkonsum bei den 26-jährigen Studienteilnehmern zu 17 Prozent für Übergewicht verantwortlich war, zu 15 Prozent für erhöhten Cholesterinspiegel, zu 17 Prozent für Nikotinsucht und zu 15 Prozent für schlechte körperliche Fitness.

(www.welt.de/print-welt/article327828/Frueher_Fernsehkonsum_foerdert_Uebergewicht_und_Nikotinsucht.html) 16.07.2004

Übergewicht, Cholesterin, Rauchen, schlechte körperliche Fitness (Bewegungsmangel) das sind auch Risikofaktoren für eine Demenz-Erkrankung. Möglicherweise legen wir durch den hohen Fernsehkonsum in den ersten Lebensjahren bereits den Grundstein für eine Demenz-Erkrankung in den letzten Lebensjahren. Es gibt bisher keine Untersuchungen, die sich mit der Auswirkung des Fernsehkonsums von Kindern auf das Demenzrisiko befassen. Da so eine Studie die Teilnehmer praktisch ihr ganzes Leben lang begleiten müsste, ist es wahrscheinlich nicht reali-

sierbar. Allerdings ist es sehr bemerkenswert, dass ein
hoher Fernsehkonsum von Kindern zu Faktoren führt, die
wiederum Risikofaktoren für eine Demenz-Erkrankung
sind.

Mit 40 Jahren in einer altersgerechten Wohnung leben?

*„Fürchte dich nicht langsam zu gehen, fürchte dich nur
stehen zu bleiben."*
(Chinesische Weisheit)

Durch die Medien wird uns dauernd suggeriert, dass wir
im Alter mit großen Einschränkungen rechnen müssen, bis
hin zur Pflegebedürftigkeit.
Artikel in der PNP vom 04.06.2011
"Haus am besten frühzeitig altersgerecht umbauen"
In diesem Artikel wird empfohlen, das Haus oder die
Wohnung schon möglichst bald, unabhängig von irgend-
welchen körperlichen Einschränkungen, „altersgerecht"
umzubauen. Es werden detaillierte Tipps gegeben und
Fördermittel vorgeschlagen.
Natürlich soll jeder, der irgendeine Einschränkung hat,
auch in einem Haus oder einer Wohnung leben, die für
seine Bedürfnisse ausgestattet ist.
Wenn man aber gesund ist, sollte man nicht im Alter von
40 Jahren anfangen, seinen Wohnbereich barrierefrei und
ebenerdig umzubauen. Man sollte sich lieber Gedanken
darüber machen, wie man möglichst lange fit bleibt, damit
man auch mit 70 oder 80 Jahren noch im Stande ist, Treppen zu steigen. Das wäre erstens wesentlich billiger, als
ein so genannter altersgerechter Umbau, und würde zudem
die Lebensqualität im Alter wesentlich erhöhen.
Wenn man sich mit 50 Jahren schon alle Hindernisse aus
dem Weg räumt und keine Treppen mehr steigt, dann darf

man sich nicht wundern, wenn man mit 70 Jahren keine Treppen mehr steigen kann.

Mir fällt auf, dass sich in letzter Zeit immer mehr Menschen aus meinem Bekanntenkreis Badewannen mit Tür und andere Dinge einbauen lassen, die eigentlich nur sehr alte, behinderte oder pflegebedürftige Personen benötigen.

Diese Menschen sind aber oft noch gar nicht so alt und körperlich auch noch richtig fit. Sie nehmen solche Umbauten vor, weil sie glauben, dass sie diese Dinge im Alter vielleicht brauchen werden.

Wenn man solche Erleichterungen aber schon benützt, wenn man sie im Grunde noch gar nicht braucht, bedeutet das, dass wieder ein kleiner Teil körperlicher Aktivität verloren geht. Das kann dann im Laufe der Jahre die Wahrscheinlichkeit erhöhen, dass man diese Hilfen irgendwann wirklich braucht. Außerdem suggeriert man seinem Gehirn, dass man im Alter gebrechlich wird und auf diverse Hilfen und Erleichterungen angewiesen sein wird.

Es wäre wesentlich sinnvoller, sich körperlich und geistig möglichst lange fit zu halten und solche Umbauten erst dann vorzunehmen, wenn man sie auch wirklich braucht. Man kauft sich ja auch nicht mit 50 Jahren ein Hörgerät, weil man vielleicht mit 75 Jahren schlecht hören könnte.

Erhöhtes Alzheimer-Risiko bei Frauen nach Hormon-Therapie:

Mit eine Ursache, warum mehr Frauen als Männer an Demenz erkranken, kann die Hormonbehandlung von Frauen nach den Wechseljahren sein.

Um das Osteoporose- und Herz-Kreislauf-Risiko zu senken, werden Frauen nach den Wechseljahren oft Hormone verordnet. Im Jahr 2002 wurde das erschreckende Ergebnis einer Untersuchung (WHI-Studie) veröffentlicht, an der etwa 16.000 Frauen teilnahmen. Bei den Frauen, die Hormone einnahmen, traten 40 Prozent mehr Schlaganfälle, 30 Prozent mehr Herzinfarkte, doppelt so viele Thrombosen und 25 Prozent mehr Brustkrebsfälle auf als bei der Vergleichsgruppe, die nur ein Placebo bekam. Die Studie, deren Dauer ursprünglich auf acht Jahre festgelegt war, wurde nach diesem Zwischenergebnis aber nach fünf Jahren abgebrochen, um die Teilnehmerinnen nicht weiter gesundheitlich zu gefährden.

Neueste Auswertungen dieser Studie haben nun ergeben, dass die Hormon-Ersatztherapie auch das Alzheimer-Risiko erhöht. Während man früher vermutete, dass die Hormonkombination das Gehirn schützt, musste man nun feststellen, dass sich durch die Einnahme der Hormone das Auftreten der Alzheimer-Erkrankung sogar verdoppelt hatte.

(8 Dr. Michaela Döll „Die Kraft der Antioxidantien")

Wissenschaftliche Studien Ernährung:

„Ich bin Vegetarier und leidenschaftlicher Antialkoholiker, weil ich dadurch mein Gehirn besser nutzen kann."
(Thomas Alfa Edinson)

Jetzt kommen wir zu einem Punkt, dessen Einfluss auf das Gehirn lange Zeit sehr stark unterschätzt wurde und teilweise immer noch unterschätzt wird — die Ernährung.

Dass Essen, Trinken und Hirntätigkeit in einem engen Zusammenhang stehen, ist auch für Experten noch relativ neu. Laut der amerikanischen Ernährungsspezialistin Jean Carper hielten es Wissenschaftler bis vor kurzem noch für abwegig, ja sogar lächerlich, dass durch die Ernährung die Hirnchemie schnell und nachhaltig verändert werden kann. Stattdessen dachte man, dass das Gehirn von allen Organen am Besten vor Veränderungen durch Nahrungszufuhr geschützt sei. *„Wie wir mittlerweile wissen, reagiert gerade das Gehirn besonders sensibel auf Stoffe in der Nahrung"* sagt Carper.
Richard Wurtmann von der Psychiatrischen Forschungsabteilung Massachusetts Institute of Technology sagt: *„Das Gehirn unterscheidet sich von allen anderen Organen dadurch, dass schon die Zusammensetzung einer einzigen Mahlzeit seine Funktion erheblich beeinflussen kann."*
Bei Sportlern ist es schon lange bekannt, dass eine gesunde Ernährung Vorraussetzung für hohe körperliche Leistungsfähigkeit ist. Den Meisten ist mittlerweile klar, dass man mit Fastfood keinen leistungsfähigen, keinen gesunden, aber auch keinen besonders schönen Körper bekommt. Das gleiche gilt auch für unser Gehirn.
Wer von seinem Körper erwartet, dass dieser die neuen Hirnzellen aus Hamburgern, Pommes und Cola herstellen muss, darf nicht erwarten, dass er geistig auf einem Superniveau funktioniert.

Gesunde Mittelmeerdiät senkt das Risiko für die Demenzerkrankung:

Die so genannte Mittelmeerdiät beugt nicht nur Herz-Kreislauf-Erkrankungen vor, sondern senkt auch das Risiko für Alzheimer. Das schließen amerikanische Forscher aus den Ergebnissen einer Studie mit mehr als 2.200 Teilnehmern, die sie durchschnittlich vier Jahre lang beobachteten. Ihr Fazit: Die Probanden, die wenig Fleisch und Milchprodukte, dafür aber viel Obst, Gemüse und Getreideprodukte, sowie etwas Alkohol zu sich nahmen, verringerten ihr Erkrankungsrisiko um fast 40 Prozent im Vergleich zu denjenigen, die auf diese Ernährungsweise verzichteten.

Bei der Mittelmeerdiät handelt es sich nicht um eine Diät im klassischen Sinn, sondern eher um eine grundlegende Ernährungsweise, wie sie für Länder rund um das Mittelmeer typisch ist. Gesundes Olivenöl spielt dabei ebenso eine Schlüsselrolle wie viel frisches Gemüse und Obst, Tomaten, Knoblauch, frischer Fisch, Brot und etwas Rotwein. Die positive Wirkung einer solchen Ernährung auf das Herz-Kreislauf-System wurde mittlerweile in einer ganzen Reihe von Studien nachgewiesen. Bereits seit längerer Zeit vermuten Experten außerdem, dass die gesunden Inhaltsstoffe und der Verzicht auf tierische Fette und Eiweiße auch das Demenzrisiko positiv beeinflussen.

Um einen solchen potenziellen Einfluss nachzuweisen, ließen Nikolaos Scarmeas und seine Kollegen nun 2258 gesunde Freiwillige Fragebögen zu ihren Ernährungsgewohnheiten ausfüllen. Diese Gewohnheiten wurden anschließend auf einer Mittelmeerdiät-Skala von 0 bis 9 bewerten. Je stärker sich ein Proband an die Vorgaben der Diät hielt, desto höher war seine Punktzahl. Zusätzlich sammelten die Forscher Daten aus der Krankengeschichte der Teilnehmer, erfassten deren Lebensgewohnheiten und unterzogen sie einer ausführlichen medizinischen und neurologischen Untersuchung. Diese Untersuchung wurde im Durchschnitt vier Jahre lang alle 18 Monate wiederholt.

Während der Studiendauer erkrankten 262 der Probanden an Alzheimer. Die Wahrscheinlichkeit, dass die Krankheit ausbrach, wurde dabei eindeutig von den Ernährungsgewohnheiten beeinflusst. Die Auswertung zeigte, dass mit jedem zusätzlichen Punkt auf der Mittelmeerdiät-Skala das Risiko sank. Verglichen mit der Gruppe mit der geringsten Punktzahl hatten die Teilnehmer mit mittleren Werten ein um **15 bis 21 Prozent** und die Probanden mit den höchsten Punktzahlen sogar ein knapp **40 Prozent verringertes Risiko.** Dieser Zusammenhang blieb auch bestehen, wenn andere Faktoren wie Alter, Bildungsstand, Bodymaßindex, Rauchen und andere Krankheiten berücksichtigt wurden. Damit sei erstmals der vorbeugende Effekt der Mittelmeerdiät bei einer neurologischen Krankheit nachgewiesen worden, kommentierten die Forscher.
(www.aerzteblatt.de/v4/news/news.asp?id=23873) 26.01.2012

Medical Tribune Bericht vom 15.04.2010

Wir essen zu viel, zu fett und das Falsche. Darunter leiden nicht nur Herz und Gelenke - unser Verhalten hat auch verheerende Auswirkungen auf das Gehirn. Eine manifeste Demenz ist nur schwer behandelbar. Umso wichtiger ist es, frühzeitig gegenzusteuern - z. B. mit mediteraner Kost.
Das Risiko, eine Alzheimer-Demenz zu entwickeln, wird durch sog. Lifestyle-Faktoren beeinflusst - dazu gehören Bluthochdruck, Diabetes und Schädel-Hirn-Traumen. vor allem aber Übergewicht und reduzierte körperliche Aktivität.

Was kann man also tun, um sein persönliches Risiko für

eine Alzheimer-Demenz zu senken? Es gibt gute Daten dazu, dass die Mediterane Diät Alzheimer bremst. Die Mittelmeerdiät zeichnet sich durch einen hohen Fischkonsum, viel Gemüse, Früchte und Cerealien aus, durch die Verwendung mehrfach ungesättigter Fettsäuren (Olivenöl) sowie durch moderaten Genuss von Alkohol, vor allem Rotwein. Im Gegensatz dazu sollten Milchprodukte, Fleisch und gesättigte Fettsäuren nur selten und in geringen Mengen verzehrt werden.

Als bedenklich stufen Wissenschaftler außerdem den in den westlichen Ländern stark zugenommenen Konsum zuckerhaltiger Getränke ein.

(www.medical-tribune.de/patienten/magazin/25939/) 20.01.2011

Der jährliche Zuckerkonsum lag 1825 bei 2 kg pro Person. Heute beträgt er 45 kg.

Großer Bauchumfang in mittleren Jahren verdreifacht Demenz-Risiko im Alter:

Menschen, die im Alter zwischen 40 und 45 einen großen Bauchumfang aufweisen, haben im Alter von 70 Jahren ein erhöhtes Risiko an Demenz zu erkranken. Dies zeigt eine aktuelle US-amerikanische Studie, die im Fachmagazin Neurology veröffentlicht wurde.

„Übergewichtige Menschen mit einem großen Bauchumfang haben danach im Vergleich zu Normalgewichtigen ein um den Faktor 2,3 erhöhtes Risiko einer Demenzerkrankung im Alter, bei adipösen Menschen steigt das Risiko auf das 3,6-fache“, erklärt Dr. Kurt Beil vom Berufsverband Deutscher Neurologen (BDN).

Die von Rachel A. Withmer verfasste Veröffentlichung basiert auf einer 6583 Menschen umfassenden Studie. Die Studienteilnehmer im Alter von 40 bis 45 Jahren wurden über einen Zeitraum von 36 Jahren begleitet. Insgesamt hatten 16 Prozent der Personen im Alter über 70 Jahren eine Demenz entwickelt.

„Entscheidend für das Demenz-Risiko ist nach der Studie nicht nur der Body-Mass-Index, sondern auch die Verteilung des Körperfettes. Ein großer Bauchumfang stellt ein größeres Risiko dar, als beispielsweise Fett an den Hüften", erläutert Dr. Beil. *„Der gezeigte Zusammenhang zwischen Bauchumfang und Demenz-Risiko ist unabhängig von anderen gesundheitlichen Faktoren wie etwa Diabetes oder Herz-Kreislauf-Erkrankungen"*.

Wie bei allen Beobachtungsstudien ist allerdings nicht auszuschließen, dass bei der Korrelation von Bauchumfang und Demenz nicht allein der Bauchumfang ursächlich ist. Der Bauchumfang könnte auch Teil eines komplexeren Zusammenhangs von gesundheitlichen Faktoren und Verhaltensweisen sein, die das Demenz-Risiko erhöhen. „Aus früheren Untersuchungen gibt es jedoch ebenfalls Hinweise darauf, dass zuviel Körperfett negative Auswirkungen auf das Gehirn hat sagt Dr. Beil. *„Die Ergebnisse dieser aktuellen Studie weisen darauf hin, dass diese gefährlichen Effekte von übermäßigem Körperfett zu wirken beginnen, lange bevor sich erste Anzeichen einer Demenz zeigen"*.

(www.npin.de/npin/npinaktuell/show.php3?id=923&nodeid=4)
27.01.2012

Gesundheitlich gefährlich ist vor allem das viszerale Fett, das nicht sichtbar unter der Haut, sondern hauptsächlich im Bauchraum um die Organe gespeichert wird. Dieses Fett kann man nicht absaugen oder anderweitig operativ entfernen. Die einzige Möglichkeit, dieses Fett zu reduzieren, liegt in einer Ernährungsumstellung in Verbindung mit regelmäßiger Bewegung.

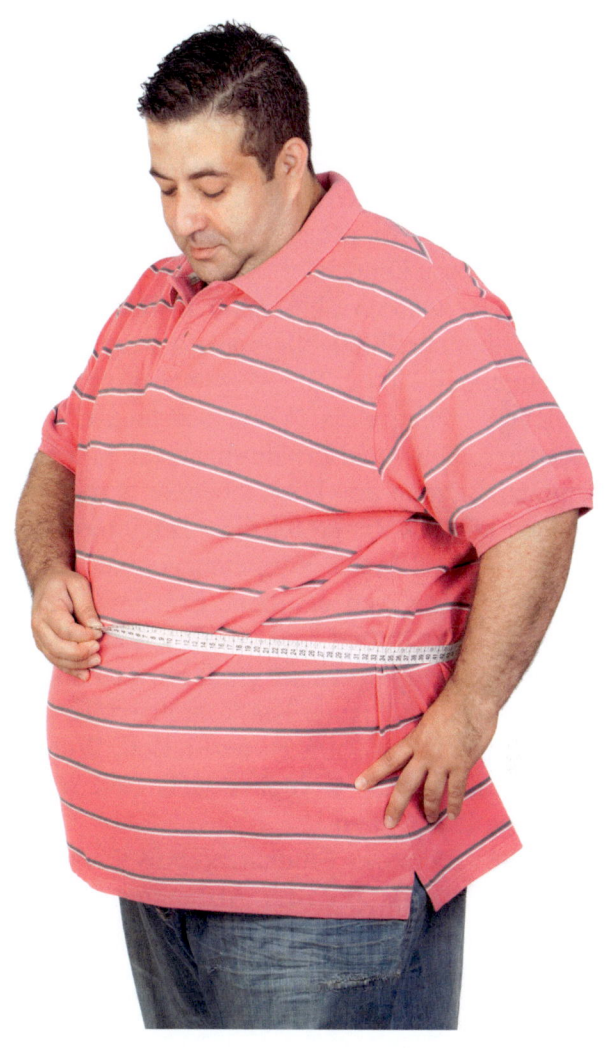

(Abbildung 13 Quelle: © Jose Manuel # 35301912)

Ein großer Bauchumfang in den mittleren Lebensjahren verdreifacht das Demenz-Risiko im Alter.

Amerikanische Studie:

Internationale Studien haben ergeben, dass Fleischgenuss nicht nur der Gesundheit schadet und an der Entstehung von Krebs, Gicht, Diabetes, Herzinfarkt und anderen Zivilisationskrankheiten beteiligt ist, sondern dass die Inhaltsstoffe in Fleisch und Wurst auch die Hirnfunktion des Menschen negativ beeinflussen und z.B. die Alzheimer-Krankheit auslösen können.

In einer Studie wurden über 2000 in den USA lebende Afrikaner mit über 2000 Nigerianern verglichen, die in ihrem Heimatland lebten. Die Vergleichsgruppe hatte also die gleichen genetischen Voraussetzungen bei unterschiedlichen Lebens- und Ernährungsbedingungen.

Das Ergebnis: Die in den USA lebenden Afrikaner hatten ein 2,4-fach höheres Risiko für die Alzheimer-Erkrankung als die in Nigeria lebende Vergleichsgruppe.

Als Erklärung für dieses deutliche Ergebnis wird die unterschiedliche Ernährung der beiden Personengruppen angenommen. Denn Nigerianer ernähren sich überwiegend vegetarisch, während Amerikaner größtenteils einen Ernährungsstil mit hoher Zufuhr von Fleisch, Wurst, Milchprodukten, raffinierten Kohlehydraten und sehr wenig Obst und Gemüse pflegen.

Für Mediziner ist dieses Studienergebnis leicht nachvollziehbar. Als Risikofaktoren für Alzheimer gelten eine hohe Cholesterinzufuhr, eine fettreiche, säurebildende Ernährung, ein hoher Zuckerkonsum, sowie der hohe Anteil an tierischem Eiweiß in der Ernährung.

(www.vegetarischgeniessen.com/0404/artikel/intelligenz/index.html) 04.01.2011

Mehr „grün-gelbes" Gemüse – weniger Alzheimer:

In einer japanischen Studie zum Einfluss der Ernährungsgewohnheiten auf Demenzerkrankungen wurde festgestellt, dass Alzheimer-Patienten gegenüber einer gleichaltrigen Kontrollgruppe in den Jahren vor der Erkrankung unter anderem deutlich weniger „grün-gelbes" Gemüse zu sich genommen hatten. Sie hatten damit weniger Vitamin C und Karotin in ihrer Nahrung. M. Otsuka vom Department of Neurology der Jichi Medical School im Omiya Medical Center in Japan glaubt nach diesen Ergebnissen, dass die Alzheimer-Erkrankung eine sog. Zivilisationskrankheit ist, ähnlich wie Herz-Kreislauf-Erkrankungen, Krebs und Allergien. Die Studie hat ergeben, dass Veränderungen im Ernährungsverhalten zur Vorbeugung von Alzheimerkrankheit beitragen können und in begrenztem Ausmaß die Therapie von Demenz unterstützen. (1)

Täglich Obst und Gemüse mindert Demenzrisiko um fast 30 Prozent:

Wissenschaftler der Universität Victor Segalen in Bordeaux untersuchten den Zusammenhang zwischen dem Ernährungsverhalten und dem Auftreten von Demenzerkrankungen. Dafür wurden in den Jahren 1999 und 2000 in den Städten Bordeaux, Dijon und Montpelier insgesamt mehr als 8000 Personen ohne Demenz im Alter von 65 Jahre und darüber ausgewählt, untersucht und befragt. Innerhalb eines Zeitraums von vier Jahren erfolgte mindestens eine Nachuntersuchung. Ein unabhängiges Komitee von Neurologen ermittelte im Untersuchungszeitraum 281 Fälle von Demenz. Bei der Auswertung konnte errechnet werden, dass Personen, die mindestens einmal pro Tag Obst oder Gemüse zu sich nahmen, ein um fast 30 Prozent geringeres Risiko hatten, an Demenz zu erkranken – im Vergleich zu denen, die seltener Obst und Gemüse aßen. Um Fehldeutungen zu vermeiden, wurden andere bekannte Risikofaktoren für Demenz, insbesondere Gefäßerkrankungen, bei der Auswertung berücksichtigt. In der Zusammenfassung betonten die Autoren um P. Barberger-Gateau, dass ein häufiger Verzehr von Obst und Gemüse (und auch von Fisch und Omega 3-reichen Ölen) das Risiko von Demenz-Erkrankungen verringern kann. (1)

Bei höherer Flavonoidaufnahme halbiertes Auftreten von Demenz:

In einer Studie am Institut National de la Sante´ et de la Recherche Medical in Bordeaux wurde festgestellt, dass eine höhere Aufnahme von Flavonoiden das Risiko an Demenz zu erkranken verringert. In die fünf Jahre dauernde Untersuchung waren 1367 Personen einbezogen, die älter als 65 Jahre waren. Sie wurden unter anderem über ihre Verzehrsgewohnheiten befragt und regelmäßig auf ihren Gesundheitszustand untersucht. Entsprechend der aus der Nahrung berechneten Flavonoidaufnahme wurden drei Gruppen gebildet. Als Ergebnis stellten D. Commenges und Kollegen in ihrer Veröffentlichung im European Journal of Epidemiology vom April 2000 fest, dass die Gruppen mit der mittleren und der höchsten Flavonoidaufnahme gegenüber der Gruppe mit der niedrigsten Aufnahme ein um 50 Prozent verringertes Risiko an Demenz zu erkranken aufwiesen. Flavonoide sind sekundäre Pflanzenstoffe (oft rot und orangerot gefärbt), die z. B. in Rotkohl, roten Salaten, Auberginen, rote Bete, Zwiebeln, Kopfsalat, Endivien, Erbsen, Brokkoli, Rosenkohl, Grünkohl aber auch in vielen Obstarten vorkommen. (1)

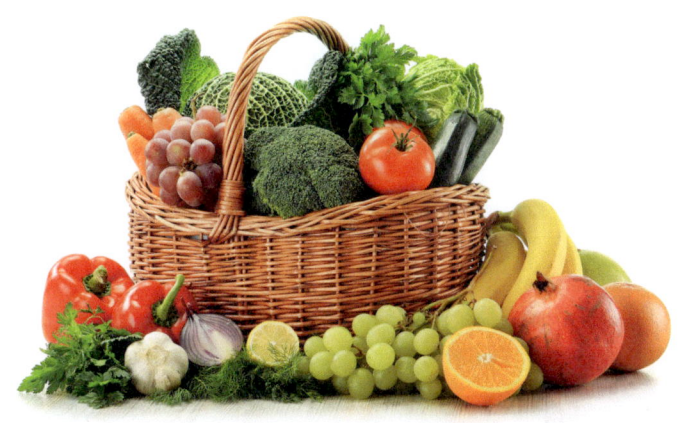

(Abbildung 14 Quelle: © monticellllo # 36661695)

Täglich Obst und Gemüse verringert das Risiko an Demenz zu erkranken um 30 Prozent.

Alzheimer Weltkongress 2000:

Bereits auf dem Alzheimer-Weltkongress 2000 wurde über eine Studie an 5400 Menschen, die alle über 55 Jahre alt waren berichtet. Die Studie hatte ergeben, dass Personen, die keine Anzeichen von Alzheimer aufwiesen, einen höheren Konsum pflanzlicher Nahrungsmittel hatten.
Untersuchungen aus den 80er-Jahren hatten übrigens gezeigt, dass eine proteinreiche Ernährung wie die Fleischkost zu einem Cortisolanstieg im Blutplasma und Speichel führt. Chronisch erhöhte Cortisol-Konzentrationen schädigen den Hippocampus, was zu einer deutlichen Verschlechterung der Merkfähigkeit und des Gedächtnisses führt.
(www.vegetarisch-geniessen.com/0404/artikel/intelligenz/index.html)
04.01.2011

71

Einfluss von Früchten auf das Demenzrisiko:

Mitte 2006 wurde eine amerikanische Studie veröffentlicht, bei der der Frucht- und der Fruchtsaftkonsum der Teilnehmer ermittelt und verglichen wurde. Es wurde untersucht, ob die Vitamine, Antioxidantien und Polyphenole der Früchte einen Einfluss auf das Demenzrisiko haben. Nach sechsjähriger Beobachtungszeit hatten Personen, die mindestens dreimal in der Woche Früchte aßen oder Fruchtsaft tranken, signifikant seltener eine Demenz entwickelt, als diejenigen, die diese Menge nicht erreichten. (www.projektida.de/media/downloads/newsletter/demenzpraevention. pdf) 27.01.2012

Wenn man das Demenzrisiko schon mit drei Fruchtmahlzeiten pro Woche messbar verringern kann, was könnten wir dann wohl erreichen, wenn wir täglich Früchte essen würden?

Prof. Konrad Beyreuther sagt zu Vitaminmangel:
„Wir sind heute der Meinung, dass Vitaminmangel eines der ganz entscheidenden Probleme bei der Entstehung der Alzheimer-Krankheit ist."

In diesem Zusammenhang ist auch noch ein anderer Gesichtspunkt interessant:

Narkose:

Bei einer Narkose können Gehirnzellen absterben, vor allem bei älteren Menschen. Oft lassen sich Operationen aber nicht vermeiden. Um die Entwicklung neuer Gehirnzellen wieder anzuregen, wäre regelmäßige Bewegung und eine Ernährung, die möglichst viele Vitamine, Antioxidantien und Polyphenole enthält wichtig. Da ausreichende Bewegung nach einer Operation meistens nicht möglich ist, muss man der Ernährung einen noch höheren

Stellenwert zukommen lassen. Wie aber sieht die übliche Krankenhauskost aus? Das Essen wird meistens in einer Großküche zubereitet und dann oft 20 oder noch mehr Kilometer zum Krankenhaus transportiert. Die Kosten für die Ernährung eines Patienten liegen bei ca. fünf Euro pro Tag. Frisches Gemüse und Obst ist eine Seltenheit. Mit dieser Kombination, Narkose, Medikamente, Bewegungsmangel und vitaminarme Kost wird der Demenz-Erkrankung Tür und Tor geöffnet.

Wenn die Besucher dem Patienten dann auch noch Süßigkeiten mitbringen, ist das noch das Tüpfelchen auf dem i.

Man sollte solche Patienten mit Körbeweise frischem Obst versorgen und dafür sorgen, dass sie es auch essen. Das Demenz-Risiko würde dadurch verringert und die Regeneration könnte erheblich beschleunigt werden.

Trinken:

Eine wichtige Rolle spielt auch die tägl. Flüssigkeitsaufnahme. Alte Menschen haben oft kein richtiges Durstgefühl mehr, sie trinken meistens zu wenig. Wenn man bedenkt, dass unser Körper zu fast 70 Prozent und unser Gehirn sogar zu 80 Prozent aus Wasser besteht, lässt sich leicht nachvollziehen, dass bei einem ständigen Wassermangel Schäden für das Gehirn entstehen.

Wenn man zu wenig trinkt, wird das Blut dickflüssiger, wodurch die Durchblutung und Sauerstoffversorgung der Organe und des Gehirns verschlechtert werden. Eine schlechte Gehirndurchblutung führt   kurzfristig zu Konzentrationsschwierigkeiten. Langfristig kann es zu einem Energiemangel im Gehirn führen, wodurch Nervenzellen absterben können. Mittlerweile weiß man, dass bei etwa 10 Prozent der Alzheimer-Patienten ein permanenter Wassermangel das Gehirn schrumpfen lies.

Um das zu vermeiden, sollte die tägliche Wasseraufnahme bei mindestens 1,5 bis 2 Liter liegen.

Geistige Aktivität:

Bei geistigen Aktivitäten denken die meisten in erster Linie an Lesen oder Rätsel lösen. Sicher ist auch das wichtig für unser Gehirn, betrachten wir das Ganze aber einmal aus einem anderen Blickwinkel.

Eine primäre Aufgabe unseres Gehirns ist es, unser Überleben zu sichern. Es ist ständig damit beschäftigt, nach Unbekanntem und möglichen Gefahren Ausschau zu halten, um unseren Körper notfalls sofort in Alarmbereitschaft zu versetzen. Vor Jahrtausenden war es sicher auch von Vorteil, wenn wir einen Säbelzahntiger bemerkten, bevor er uns sah. Unserem Gehirn ist es deshalb am liebsten, wenn wir uns in gewohnter Umgebung aufhalten, wo alles vertraut und vorhersehbar ist, da wir dann vor Gefahren am besten geschützt sind. In der Vergangenheit, vor allem bevor die Menschen sesshaft wurden, mussten wir unsere vertraute und sichere Umgebung aber immer wieder verlassen, um auf Nahrungssuche zu gehen oder neue Gebiete zu erkunden. Unser Gehirn war dabei ständig gefordert, neue Reize einzuordnen und abzuspeichern. Es wurden also dauernd neue Verbindungen zwischen den Nervenzellen aufgebaut.

Obwohl uns in der westlichen Welt auch in für uns unbekannten Gegenden keine großen Gefahren mehr drohen, kann Unbekanntes in uns immer noch Unbehagen auslösen. Mit zunehmendem Alter können wir es uns heute meistens immer mehr leisten, ständig in unserem gewohnten und vertrauten Umfeld zu bleiben. Das beginnt schon damit, dass man immer im gleichen Supermarkt einkauft, weil man genau weiß, in welchem Regal die Chipstüten stehen. Und es geht teilweise soweit, dass manche Menschen 20 Jahre lang im gleichen Ort Urlaub machen, dort in der gleichen Pension wohnen, zum Essen in die gleiche Pizzeria gehen, wo sie am liebsten auch immer am gleichen Tisch sitzen. Unser Gehirn fühlt sich zwar mit dieser Lebensweise sehr wohl, alles ist vertraut, alles ist sicher und vorhersehbar, aber das Gehirn ist auch sehr wenigen neuen Reizen ausgesetzt und so wie ein Muskel, der nicht mehr gereizt wird verkümmert, verkümmert auch unser Gehirn ohne neue Reize.

Auch wenn man regelmäßig Rätsel löst, um geistig fit zu bleiben, ist die Wirkung nicht mehr so gut, sobald man sie leicht lösen kann und sich nicht mehr so stark konzentrieren muss.

Auch Prof. Beyreuther versteht unter geistiger Aktivität weniger das Lösen von Kreuzworträtseln, sondern vielmehr eine gesunde Neugierde. Neues erleben, neue Erfahrungen sammeln, Neues lernen, neue Wege gehen. Dadurch bekommt unser Gehirn neue Reize, wodurch neue Verbindungen der Gehirnzellen entstehen und nur durch die Knüpfung neuer Verbindungen bleibt unser Gehirn leistungsfähig.

Begeisterung:

Sie wissen jetzt, wie man durch Sport oder sonstige regelmäßige körperliche Aktivitäten wie Spazierengehen, Radfahren, Schwimmen und dergleichen die Neurogenese (Neubildung von Nervenzellen) anregt und gleichzeitig neue Nervenverbindungen im Gehirn aufbaut. Sie wissen auch, wie wichtig es ist, diese Prozesse mit der richtigen Ernährung zu unterstützen. Auch die Wichtigkeit der geistigen Aktivitäten ist Ihnen bewusst geworden.

Wenn Sie all diese Punkte jetzt in Ihrem Leben umsetzen, gibt es aber noch einen Faktor, der einen ganz entscheidenden Einfluss darauf hat, ob diese Veränderungen in Ihrer Lebensweise Ihnen den erhofften Erfolg bringen, oder ob sie schlimmstenfalls sogar nutzlos sind.

Nehmen wir einmal an, Sie laufen ab jetzt regelmäßig dreimal in der Woche eine Stunde durch den Wald, weil Sie wissen, dass man das Demenz-Risiko dadurch verringern kann. Wenn Sie das widerwillig machen, wenn die

Motivation dafür nur aus der Angst vor Alzheimer kommt und Sie deswegen auch noch schlecht gelaunt sind, weil Sie eine Ihrer 25 Lieblingssendungen im Fernsehen verpassen, wird Ihr Gehirn so gut wie nicht davon profitieren. Sie werden körperlich sicher etwas fiter mit der Zeit, die gewünschten Veränderungen in Ihrem Gehirn werden aber nicht stattfinden. Neue Verknüpfungen der Nervenzellen entstehen nur, wenn Sie eine Sportart mit Freude und Begeisterung ausführen. Sogar bei Tierversuchen konnte man nachweisen, dass bei Tieren, die zur Bewegung gezwungen wurden, keine positiven Veränderungen im Gehirn stattfanden. Wogegen sich bei Tieren, die in einer abwechslungsreichen Umgebung gehalten wurden, was sie zu mehr Bewegung motivierte, deutlich mehr neue Verbindungen zwischen den Nervenzellen aufbauten. Wenn Ihnen Laufen keinen Spaß macht, suchen Sie sich etwas anderes. Probieren Sie einfach verschiedene Sportarten aus. Sie finden sicher eine Möglichkeit der Bewegung, die Sie voller Freude ausüben und nicht aus Angst vor Alzheimer. Dann wird Sie auch das beste Fernsehprogramm nicht mehr von Ihrem regelmäßigem Training abhalten können.

Ich kenne einige Personen, die mit teilweise über 80 Jahren körperlich und vor allem geistig noch sehr fit sind. Einige von ihnen sind begeisterte Schwimmer. Bei jedem Wetter schwimmen sie den ganzen Sommer lang täglich ihre Bahnen im Freibad. Ihren wachen Geist verdanken sie zu einem großen Teil sicher diesem regelmäßigem Training. Wenn Sie mich jeden Tag ins Schwimmbecken werfen und mich zwingen würden, 1000 Meter zu schwimmen, würde das auf mein Gehirn kaum positive Auswirkungen haben, weil ich es sehr langweilig finde, 50 Meter hin und wieder zurück zu schwimmen und das zwanzigmal und noch öfter. Wenn ich aber zwei, drei oder noch mehr Stunden mit dem Fahrrad unterwegs bin, kann ich das genießen und es macht mir Spaß, was vielleicht manch Anderen langweilen würde.

Einen Spaziergang an einem nebeligen Novembertag kann der Eine als so bedrückend empfinden, dass vielleicht sogar eine depressive Stimmung aufkommt, während ein Anderer die Stille und die Einsamkeit in der Natur als sehr entspannend und wohltuend genießt.

Es können also zwei Menschen genau das gleiche tun und je nach geistiger Einstellung kann es ganz unterschiedliche Auswirkungen auf sie haben. Beim Tennis ist es schon lange bekannt, dass es einen großen Unterschied macht, ob man spielt um zu gewinnen oder ob man spielt um nicht zu verlieren.

Bei der Ernährung ist es ähnlich. Wenn Sie aus Angst vor Demenz oder anderen Krankheiten versuchen, sich gesund zu ernähren, diese Ernährungsweise aber nicht genießen können, wenn Sie ständig das Gefühl haben, auf etwas verzichten zu müssen, dann werden Sie auch mit der gesündesten Ernährung nicht den optimalen Erfolg haben. Essen soll nicht nur dazu dienen, unseren Körper mit Nährstoffen zu versorgen, es soll auch Genuss bereiten und eine gewisse Befriedigung verursachen. Genau so, wie es viele Möglichkeiten gibt sich körperlich fit zu halten, gibt es auch fast endlos viele Möglichkeiten für eine gesunde Ernährung. Probieren Sie verschiedene Ernährungsmöglichkeiten aus, lesen Sie Bücher über gesunde Ernährung, seien Sie kreativ (was auch schon wieder positiv für Ihr Gehirn ist) und Sie werden ihre Ernährungsweise finden, die Ihren Körper und Ihr Gehirn optimal versorgt und die Ihnen die schönsten Genüsse bereitet.

Egal, was Sie machen, machen Sie es nie, weil sie Angst vor einer Krankheit haben. Angst ist Gift für unser Gehirn, sogar dann, wenn man aus Angst etwas Gesundes macht. Versuchen Sie bei allem, was Sie für Ihre Gesundheit tun, echte Freude und Begeisterung zu entwickeln, denn dadurch wird sich die gesundheitliche Wirkung von Sport und Ernährung vervielfachen.

Gefühle:

Die Wissenschaft hat in den letzten Jahrhunderten versucht, unseren Körper und die Natur bis in den letzten Winkel zu erforschen und verstandesmäßig zu erklären. Wir leben in einer rationalen Welt, in der wir alles mit dem Verstand planen und kontrollieren wollen. Gefühle stören dabei nur und werden viel zu oft unterdrückt. Das Gehirn verarbeitet aber über Gefühle wesentlich mehr Informationen, als wir mit den Gedanken je erfassen könnten.

Leider wird auch kleinen Kindern oft schon beigebracht, dass ihre Gefühle nur Hirngespinste sind. Kinder fühlen sehr genau, wie es ihrer Mutter geht. Wenn ein Kind fühlt, dass seine Mutter traurig ist und nach dem Grund fragt, wollen viele Mütter ihre Kinder nicht belasten und sagen „ich bin nicht traurig, es ist alles in Ordnung". Dadurch glaubt das Kind mit der Zeit, dass es sich auf sein Gefühl nicht verlassen kann und hört immer mehr auf den Verstand, als auf das Gefühl.

Gefühle haben aber einen wesentlich größeren Einfluss auf unser Leben und auch auf unseren Körper, als die Meisten sich das vorstellen können. Lassen Sie mich die Macht der Gefühle an einem Beispiel erklären. Da viele, die dieses Buch lesen, wahrscheinlich in meiner Altersgruppe sind, nehme ich ein Beispiel aus meiner Jugend. Fast alle kennen die Winnetou Filme von Karl May. Erinnern Sie sich an die Szene, in der Winnetou stirbt. Waren Sie dabei traurig, hatten Sie Tränen in den Augen oder haben Sie sogar richtig geweint? Die Jungs natürlich nicht, denn auch hier hat man uns mit dem Spruch, „Männer weinen nicht," beigebracht, Gefühle zu unterdrücken. Aber warum mussten die meisten bei dieser Szene weinen? Unser Verstand wusste doch, dass das nur gespielt war, wir wussten, dass Pierre Brice noch lebt. Obwohl unser Verstand das ganz sicher wusste, flossen Tränen. Das Gefühl, das diese Szene in uns auslöste, war stärker als der Verstand. Nur durch das Gefühl kam es zu körperlichen Reaktionen, die der logische Verstand nicht verhindern konnte.

Wissenschaftler der Universität Iowa konnten jetzt in einer Studie nachweisen, dass bei Menschen mit Demenz und Alzheimer das Gefühlsleben erhalten bleibt.

Gefühle werden nicht dement:

Die Studie bestand aus Menschen, die eine Verletzung des Hippocampus haben. Wenn der Hippocampus verletzt ist, kann sich der betreffende Mensch nichts mehr merken und an nichts erinnern.

Diesen Menschen wurden Filme gezeigt, entweder mit traurigem oder lustigem Inhalt. Nach dem Ende des Films konnten sich die Probanden an nichts mehr erinnern. Gesunde Menschen können sich an ca. 30 Details erinnern.

Die emotionale Grundstimmung des Films, den die Personen gesehen hatten, blieb aber erhalten. Nach einem traurigen Film fühlten sich die Menschen traurig, nach einem fröhlichen Film hielt die heitere Stimmung an. Menschen mit Demenz und Alzheimer bekommen ebenso die emotionalen Schwingungen ihrer Umgebung mit. Sie merken, ob man ihnen positiv oder negativ gesonnen ist. Angehörige und Pflegepersonal wissen es, dass die Seele nicht dement wird.

Demenzkranke empfinden Gefühle wie Freude und Trauer, können zornig und lustig sein. Wenn sie ihre Gefühle nicht mehr verbal ausdrücken können, erkennt man ihre Gefühlslage an der Körperhaltung, der Mimik, der Stimmlage und der Gestik. Sie freuen sich an der Musik, singen alle Texte von den Liedern aus früheren Zeiten mit und bewegen sich im Takt der Musik. Und Menschen mit Demenz und Alzheimer freuen sich über Besuch ihrer Angehörigen, auch wenn sie es nicht direkt zeigen können.

(www.goldjahre.de/Demenz-Alzheimer/Gefuhle-werden-nicht-dement.html) 21.02.2012

Das Ergebnis dieser Studie zeigt, dass die Gefühle, die oft ein Leben lang unterdrückt wurden sogar dann noch vorhanden sind, wenn ein beträchtlicher Teil des Gehirns bereits abgestorben ist.

Demenzkranke Personen leben ihre Gefühle sehr spontan aus, da diese Gefühle vom Gehirn nicht mehr unterdrückt oder kontrolliert werden können.

Könnte die Demenz-Erkrankung möglicher Weise ein Weg sein, den die Natur gefunden hat, jahrelang unterdrückte Gefühle endlich an die Oberfläche zu bringen?

Es gibt keine wissenschaftlichen Beweise, dass durch verdrängte Gefühle das Demenz-Risiko erhöht wird. Aber ist es nicht erstaunlich, dass oft überaus korrekte und verstandesbezogene Menschen an Demenz erkranken? Es wäre auf alle Fälle ein gesundheitlicher Vorteil, wenn wir wieder mehr auf unsere Gefühle hören und sie zulassen. Wenn sie wieder einmal einen traurigen Film sehen, versuchen Sie nicht Ihre Tränen zu unterdrücken. Sie beweisen viel mehr Kraft und Größe, wenn Sie Ihre Gefühle zulassen, anstatt sie zu verdrängen.

Stoffe, die ihrem Gehirn schaden können:

Aluminium:

Fachleute warnen vor dem Leichtmetall: Aluminium ist Gift fürs Gehirn.
Die meisten Menschen nehmen mehr Aluminium auf, als sie glauben: durch Lebensmittelzusatzstoffe, durch Rückstände in Nahrungsmitteln, sowie aus Getränke- und Konservendosen. So können säurehaltige Lebensmittel Aluminium aus der Dosenwand herauslösen.
Studien haben gezeigt, dass selbst beschichtete Dosen innerhalb kurzer Zeit bis zu 0,3 Milligramm Aluminium in einem Liter Cola abgeben können. Wird die Dose länger als ein Jahr gelagert, kann auf einen Liter bereits 1 Milligramm kommen. In einigen Dosen fanden Forscher sogar Konzentrationen von bis zu 10 Milligramm pro Liter.

Das Fatale: Süßgetränke enthalten viel Zitronensäure (E330). Dieses löst Aluminium nicht nur aus der Dosenwand, sondern transportiert es auch direkt ins Gehirn.
Wenn man bedenkt, dass Red Bull im Jahr 2010 mit einem neuen Rekordumsatz 4,2 Milliarden Dosen verkauft hat, kann man sich vorstellen, wie viel Aluminium dadurch in die Gehirne der Menschen transportiert wurde.
Große Mengen Aluminium nehmen Konsumenten über Nahrungsmittelzusätze auf:

- als silbriger Farbstoff (E 173) im Zuckerguss,
- als Trockenpulver (E 599), damit Käsescheiben nicht aneinander kleben,
- als Festigungsmittel (E 521, E 522, E 523) bei kandierten Früchten,
- als Backtreibmittel (E 541) in Fertigbackwaren

Von solchen Aluminiumzusätzen nehmen Menschen in Europa weit mehr zu sich, als gut für sie ist. Die Weltge-

sundheitsorganisation legt als akzeptable Dosis 7 Milligramm pro Kilogramm Körpergewicht fest. Doch ein Bericht der EU-Kommission zu Lebensmittelzusatzstoffen aus dem Jahr 2001 zeigte, dass Erwachsene diese Grenze um bis das 6-fache und Kleinkinder sogar um bis das 7,5-fache überschreiten.
(www.gesundheitstipp.ch/themen/beitrag/1019088/Demenz_aus_der_Dose)

Aluminiumhydroxid ist ein Metallsalz, dass unter anderem als Bestandteil in Impfstoffen vorkommt, z. B. in den Grippeimpfungen.
In der Pressemitteilung der Gesellschaft für Ernährungsheilkunde GmbH vom 20.10.2006 wurde veröffentlicht: **Gebräuchlicher Impfstoffzusatz zerstört Hirnzellen.** Dem Text der Pressemitteilung ist zu entnehmen, dass mit diesem gebräuchlichen Zusatz der Impfstoffe der Hilfsstoff Aluminiumhydroxid gemeint ist, der in nahezu jedem Impfstoff vorhanden ist.
In einer unveröffentlichten Studie, die vom Neurowissenschaftler Chris Shaw aus Vancouver durchgeführt wurde, wurde laut Pressemitteilung der kausale Zusammenhang zwischen Aluminiumhydroxid in Impfstoffen und den Symptomen der Parkinson-Krankheit, der amyotrophen Lateralsklerose (ALS oder Lou Gehrig-Syndrom) und Alzheimer dargelegt. (von Veronika Widmer)
(www.heilpraktiker-dillingen-saar.de/resources/Gefahr+durch+Impfzusatz.pdf) 25.01.2012

Auch Medikamente können Aluminiumhydroxid enthalten. Eine Anti-Säuretablette (Medikament gegen Sodbrennen) kann bis zu 400 mg Aluminiumhydroxid enthalten.
Aluminium kann auch über die Haut in den Körper gelangen. Die meisten handelsüblichen Deos und Hautcremes enthalten Aluminium. Besonders gefährlich ist es, wenn aluminiumhaltige Deos oder Hautcremes auf frisch rasierte Hautpartien aufgetragen werden. Durch das Rasieren entstehen feinste Verletzungen der Haut, durch die das

Aluminium besonders leicht in den Körper eindringen kann.

In den Gehirnen von Personen, bei denen eine Alzheimer-Erkrankung diagnostiziert wurde, und die unter Beschwerden wie Gedächtnisverlust, Stimmungsschwankungen, allgemeine körperliche Unruhe, Verwirrtheitszuständen und Depression leiden, werden überdurchschnittlich oft erhöhte Aluminiumkonzentrationen gefunden.

Bei der McLachlans Ontario-Studie wurden die Gehirne von 668 verstorbenen Alzheimerpatienten untersucht. Personen, die in einer Gemeinde lebten, in der das Trinkwasser mehr als 100 Mikrogramm Aluminium pro Liter enthielt, hatten ein 2,5 mal höheres Risiko, an Alzheimer zu erkranken.
Menschen, die in Gebieten lebten, in denen das Trinkwasser mehr als 250 Mikrogramm Aluminium pro Liter enthielt, erkrankten mit nahezu 10 mal so hoher Wahrscheinlichkeit an Alzheimer.

Quecksilber

<u>Forscher warnen: Quecksilber ist eine mögliche Ursache für Alzheimer-Demenz (→ Amalgam → Zahnfüllungen)</u>
„Quecksilber könnte eine der verschiedenen Ursachen von Alzheimer-Demenz sein." Zu diesem Ergebnis kommt eine in Fachkreisen viel beachtete systematische Literaturübersicht, die am 15.11.2012 im renommierten *Journal of Alzheimer's Disease* publiziert wurde.
Forscher der Europa-Universität Viadrina, des Samueli Instituts, der Northeastern University Boston und (ehemals) der Universitätsklinik Freiburg sichteten systematisch die gesamte experimentelle und klinische Literatur dahingehen, ob es einen Zusammenhang zwischen metal-

lischem Quecksilber und Alzheimer-Demenz gibt.
Joachim Mutter, Annika Curth, Johannes Naumann, Richard Deth und Harald Walach untersuchten speziell das hochgiftige metallische Quecksilber, welches trotz bekannter Risiken noch immer in Zahnfüllungen vorkommt. Amalgamfüllungen enthalten ca. 50 Prozent Quecksilber und Menschen mit solchen Füllungen absorbieren etwa 1 bis 22 Mikrogramm Quecksilber pro Tag. Das meiste davon wird in den Körper und ins Gehirn aufgenommen und verbleibt dort. Die systematische Überblicksarbeit steht in Kontrast zu einer kleinen Studie mit nur 91 Patienten von Welchart et al. aus dem Jahre 2008, die von SPIEGEL ONLINE etwas voreilig mit der Schlagzeile „Amalgam-Studie gibt Entwarnung" fehlinterpretiert wurde. Von einer Entwarnung kann keine Rede sein. Das neue Review lässt sich eher als finaler Todesstoß für Amalgam in Zahnfüllungen interpretieren.

Alarmierende Daten

Zwei Forscher prüften unabhängig voneinander insgesamt 1.041 relevante Informationen sowie 106 Studien, welche die Suchkriterien erfüllten. 32 von 40 Studien kamen zu dem besorgniserregenden Ergebnis, dass die Exposition mit anorganischem Quecksilber bei Menschen zu *erheblichen Gedächtnisdefiziten* führen kann. Einige Autopsie-Studien fanden eine deutlich vermehrte Ansammlung von Quecksilber im Gehirngewebe von Alzheimer-Patienten. Richard Deth, einer der Koautoren, stellte ein Modell vor, in dem die Wirkweisen von Quecksilber mit den wichtigsten Zeichen der Alzheimer Erkrankung kausal verknüpft wird. Quecksilber bindet sich danach fest an Selen. Selenhaltige Proteine gehören zu einer Klasse von Molekülen, die der Körper verwendet, um Schaden, der durch Stoffwechselprozesse im Gehirn entsteht (den sog. oxidativen Stress) abzufangen. Dieser führt zu Alterung und schließlich zum Tod von Zellen. Bindet sich Quecksilber an Selen, so werden diese Prozesse – das zeigen In-Vitro-Modelle deutlich – beschleunigt.

Quecksilber ist eine der giftigsten natürlich vorkommenden Substanzen. Es ist gefährlich für Menschen und könnte zu neurogenerativen Krankheiten wie Alzheimer-Demenz führen, weil es bei Raumtemperatur verdampft und als Gas aufgenommen wird. So gelangt es über Nase und Blut direkt ins Gehirn. Quecksilber kann die Blut-Hirnschranke ungehindert passieren und wird innerhalb des Gehirns festgehalten. Dort kann es sich über die Lebenszeit hinweg ansammeln. Menschen mit Amalgam-Füllungen nehmen zehnmal soviel Quecksilber auf, als durch regelmäßiges Essen von Fisch aufgenommen wird. Milliarden von Menschen haben solche Amalgam-Füllungen. Weil sich Quecksilber im Körper und Gehirn ansammelt, nicht oder nur sehr gering abgebaut wird, erhöht es das Risiko für giftige Folgeschäden signifikant. […] Wer die Bevölkerung zuverlässig vor Alzheimer-Demenz schützen will, der müsse metallisches Quecksilber systematisch und lückenlos aus unseren ökologischen Kreisläufen entfernen, so das Fazit von Joachim Mutter, Annika Curth, Johannes Naumann, Richard Deth und Harald Walach.
(www. Neuraltherapie-blog.de/?p=2943)

Quecksilber ist die giftigste nicht radioaktive Substanz. Unter drei Millionen giftigen Stoffen rangiert es an sechster Stelle. Obwohl das seit langem bekannt ist, wird Quecksilber sehr häufig in der Medizin und Zahnmedizin verwendet: unter anderem in Desinfektionsmitteln, Blutdruckmedikamenten, Augentropfen, Aknemedizin und auch Impfstoffen wird es bis heute beigemischt.
Anstatt, wie von den Forschern gefordert, die Belastung durch Quecksilber zu reduzieren, werden wir aber mit immer mehr quecksilberhaltigen Produkten konfrontiert. Durch das EU-Glühbirnenverbot werden gesundheitlich

ungefährliche Glühbirnen durch Energiesparlampen ersetzt, die giftiges Quecksilber enthalten. Der Quecksilbergehalt dieser Lampen beträgt je nach Marke ein bis fünf Milligramm. Das wird dann gefährlich, wenn eine Energiesparlampe zerbricht und das Quecksilber verdampft. Bei Versuchen hat man Quecksilberbelastungen gemessen, die um das zwanzigfache über dem Richtwert von 0,35 Mikrogramm pro Kubikmeter lag. Das Gefährliche daran ist, dass das Quecksilber, das über die Atemwege aufgenommen wird vom Körper sehr gut resorbiert wird und zudem direkt ins Gehirn gelangt.

Glutamat

Glutamate sind Geschmacksverstärker, keine Gewürze. Natriumglutamat (E621) ist der am häufigsten verwendete Zusatzstoff in industriell verarbeiteten Nahrungsmitteln. Aus neurologischer Sicht ist Glutamat ein Rauschgift, eine suchterzeugende Aminosäureverbindung, die über die Schleimhäute ins Blut eindringt und von dort direkt ins Gehirn gelangt. Die kleinen Moleküle des Glutamats überwinden problemlos die sonst schützende Blut-Hirn-Schranke. Es macht nicht wie andere Rauschgifte "high", sondern erzeugt künstlichen Appetit, indem es unter anderem die Funktion unseres Stammhirns stört. Dort werden elementare Körperfunktionen und Gefühlswahrnehmungen geregelt, unter anderem auch das Hungergefühl.
Dem Glutamat wird deshalb auch eine potentielle Ursache von Übergewicht und Fettsucht zugeschrieben. Das normale Sättigungsgefühl wird durch Glutamat unterdrückt und Menschen und Versuchstiere essen weiter, obwohl der Körper eigentlich genug hat. So haben Versuche mit Ratten gezeigt, dass diese von ein und demselben Futter die doppelte Menge fressen, wenn es Glutamat enthält.
Glutamate können Schweißausbrüche und Stresswirkungen verursachen wie z.B. Bluthochdruck, Herzklopfen,

Magenschmerzen und bei sensiblen Menschen auch Migräne. Glutamat schränkt für einige Stunden Sinneswahrnehmung, Konzentration und Lernfähigkeit ein.
In Babynahrung ist Glutamat deshalb verboten!
Das Gefährlichste aber ist: Eine Überschwemmung der Nervensynapsen mit Glutamat hat eine zerstörerische Wirkung auf die Hirnzellen, weil es die Neuronen tötet.

Der Neurowissenschaftler und Alzheimer-Spezialist **Prof. Konrad Beyreuther,** von der Universität Heidelberg, sagt zu Glutamat:

„Der Stoff ist ein Nervengift. Glutamat wird heute bei allen neurogenerativen Erkrankungen als kritischer Punkt angesehen, weil er die Entstehung von Krankheiten fördern könne, bei denen das Hirn langsam abstirbt: Vor allem Alzheimer, aber auch Parkinson und Multible Sklerose."

Konrad Beyreuther erhielt für seine Verdienste in der Alzheimer-Forschung 2004 das Bundesverdienstkreuz. Eine Umsetzung seiner Forschungsergebnisse durch Politik oder Gesundheitswesen fand allerdings bis heute nicht statt.
Die EU-Abgeordneten diskutieren lieber darüber, wie viel Salz auf einer Breze sein darf, über Glutamat, das viel weiter reichende Auswirkungen auf die Gesundheit der Menschen, ja sogar auf das Gehirn der Menschen hat, wird kein Wort verloren. Daran sieht man, welche einflussreiche und mächtige Lobby hinter diesem Industriezweig stehen muss.

Glutamat wird verwendet in:
- Fleisch- und Gemüsebrühen
- Suppenwürfeln
- Tütensuppen
- Gewürzmischungen
- Fertiggerichten

- Fleisch- und Wurstwaren
- Chips

Glutamat hat viele Namen:
- Glutaminsäure E 620
- Natriumglutamat E 621
- Kaliumglutamat E 622
- Calciumglutamat E 623
- Magnesiumglutamat E 624
- Ammoniumglutamat E 625
- Hefeextrakt
- Würze
- Speisewürze
- Sojawürze
- fermentierter Weizen
- Aroma (darf z. B. 30% Natriumglutamat enthalten, ohne dass es extra deklariert werden muss)

92 Prozent aller Produkte mit der Aufschrift >ohne Geschmacksverstärker< enthalten Hefeextrakt.

1969 betrug die weltweite Glutamatproduktion 200.000 Tonnen. Bis 2007 ist sie auf 1.600.000 Tonnen angewachsen. (Abbildung 15)
Bei einer falschen Lebens- oder Ernährungsweise dauert es meistens um die zwanzig Jahre, bis sich diese Fehler durch körperliche Symptome und Krankheiten bemerkbar machen. Ist es nicht erstaunlich, dass ca. zwanzig Jahre, nach dem die Produktion von Glutamat stark angestiegen ist, plötzlich die Demenzerkrankungen stark zunehmen?
Glutamat ist vermutlich der Zusatzstoff, der die weitreichendsten Auswirkungen auf das Leben der Menschen, auf ihr Gehirn, ja sogar auf ihre Körperform hat. Und das auf eine heimtückische und hinterlistige Weise, ohne dass es den Menschen ins Bewusstsein tritt. (3)

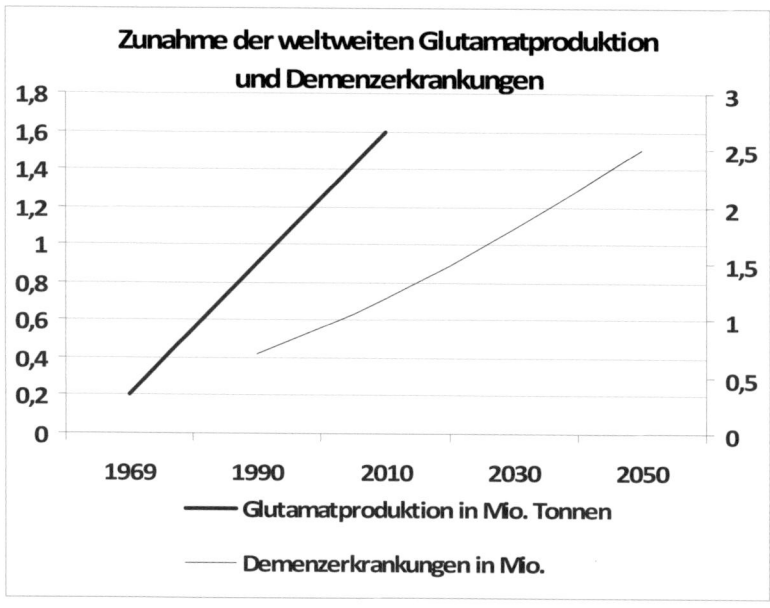

(Abbildung 15)

Glutamat und die Asiaten:

Es taucht immer wieder die Frage auf, ob die Asiaten häufiger an Demenz erkranken, weil sie einen höheren Glutamatverbrauch haben.

Der größte Anstieg in der Verbreitung der Alzheimer Krankheit würde laut der Forscher auch tatsächlich in Asien auftreten, wo sich momentan circa 48 Prozent aller weltweiten Alzheimer-Fälle finden. Man geht nun davon aus, dass die Zahl der Fälle von 12,65 Millionen im Jahr 2006 auf 62,85 Millionen im Jahr 2050 anwachsen wird. 2050 würden demnach 59 Prozent der Alzheimer-Kranken der Welt in Asien leben. (www.curado.de/Alzheimer/)

Dieser Anstieg lässt sich aber sicher nicht allein mit Glutamat rechtfertigen. Wenn man das Krankheitsrisiko verschiedener Völker vergleicht, kann man das nicht nur in Bezug auf einen einzigen Stoff sehen. Es spielen so viele Faktoren in der Ernährung, in der Lebensweise, sogar in

89

der geistigen Einstellung eine Rolle, dass sich ein erhöhtes oder vermindertes Risiko nicht auf einen Faktor begrenzen läst. Sicher nehmen die Asiaten mehr Glutamat zu sich als die Europäer, sie verwenden aber auch wesentlich mehr Kurkuma und trinken mehr grünen Tee, was wiederum vorbeugende Auswirkungen auf eine Demenz-Erkrankung hat. Ob nun die negativen Wirkungen des Glutamats oder die positiven Wirkungen von Kurkuma überwiegen lässt sich nur schwer vergleichen.

Aspartam:

Der Stoff, der 200-mal süßer ist als Zucker, ist besonders bei figurbewussten Menschen beliebt, aber auch bei Kindern, die er vor Zahnschäden durch Zucker bewahren soll. Hinter Etikettenbeschriftungen wie *NutraSweet, Canderel,* oder *Senecta* verbirgt sich Aspartam.

Zahlreiche *Diät-* und *Light-*Getränke, zuckerfreie Süßwaren und Desserts, Kaugummis und Diätlebensmittel enthalten den Süßstoff Aspartam.

Aspartam kann, ähnlich wie Glutamat, in die Steuerungsmechanismen im Gehirn eingreifen.

Der Süßstoff Aspartam begünstigt nach Ansicht einiger Wissenschaftler die Entstehung von Hirntumoren und das in Aspartam enthaltene Aspartat (Asparaginsäure) schädigt möglicherweise als Exzitotoxin (Erregergift), ähnlich wie Glutamat, die Nervenzellen des Gehirns. Wie Glutamat spielt auch Aspartat eine wichtige Rolle als Neurotransmitter im Gehirn, der normalerweise vom körpereigenen Stoffwechsel hergestellt wird. Verschiedene Tierversuche belegen, dass hohe Dosen Aspartat, die in Form von Aspartam über die Nahrung aufgenommen werden, als Exzitotoxin die Nervenzellen des Gehirns schädigen können und Alzheimer-ähnliche Symptome hervorrufen.

Aspartam behindert auch den Eintritt von Glucose ins Gehirn, den wichtigsten Energieträger für die Hirntätigkeit.

Ohne Treibstoff aber ist das Gehirn zu keiner Leistung in der Lage. Außerdem kann Aspartam dazu führen, dass Aluminium die Blut-Hirn-Schranke leichter durchquert und so ins Gehirn gelangt. Das ist gerade bei Kindern problematisch, denn bei ihnen ist die Blut-Hirn-Schranke noch nicht voll ausgebildet.

Berichte über unangenehme Nebenwirkungen von Aspartam gibt es in großer Zahl: Sie handeln von Kopfweh und Migräne, aber auch von Schüttelfrost, Verwirrung, Muskelschmerzen, Durchfall, Sehstörungen und Gleichgewichtsproblemen. Die Herstellerfirma weist dies alles entschieden zurück – und verweist auf die Zulassung des Stoffs in vielen Ländern und auf Untersuchungen, die die Harmlosigkeit des künstlichen Süßstoffes beweisen sollen.

Die Lebensmittelhersteller und die Zusatzstoff-Multis unternehmen viel, um die Bedenken gegen die Erzeugnisse zu zerstreuen. Sie lassen Studien erstellen, unterstützen Professoren, die ihnen wohlgesonnen sind, bezahlen Werbeprofis, um die Öffentlichkeit in ihrem Sinne zu beeinflussen, und sie bekämpfen Kritiker.

Dabei sind die Studien, auf die sich die Hersteller und auch die Behörden bei der Zulassung des Süßstoffes stützten, zum Teil von fragwürdigem Wert, enthalten Schlampereien, Ungenauigkeiten, ja sogar Fälschungen.

Im Medizinjournal *The Lancet* fasst der Arzt und Autor H. J. Roberts aus West Palm Beach in Florida 1997 seine über Jahre hinweg gewonnenen Forschungsergebnisse so zusammen: *„Ich bin der Auffassung, dass unserer Gesellschaft eine unvermeidbare wissenschaftliche Katastrophe bevorsteht, wenn die Benutzung von Aspartam-Produkten durch die Allgemeinheit nicht sofort beendet wird".*

„Diese Chemikalie hätte nie zugelassen werden dürfen", sagte Roberts im Juni 2000 der *Palm Beach Post.* Seine Datenbank enthalte über 1300 Fälle von Aspartam-Krankheiten von Kopfschmerz über Gedächtnisverlust bis hin zu Depression, epileptischen Anfällen und Sehstörungen. (3)

Zitronensäure:

Ursprünglich wurde Zitronensäure aus Zitrusfrüchten gewonnen. Mittlerweile ist Zitronensäure aber einer der meist verwendeten Zusatzstoffe der Nahrungsmittelindustrie. Dieser Zusatzstoff kommt schon lange nicht mehr aus der Zitrone, sondern wird mit Hilfe eines Schimmelpilzes biotechnisch hergestellt. Durch dieses Verfahren kann Zitronensäure unabhängig von der Zitronenernte in fast beliebiger Menge hergestellt werden. Weltweit werden jährlich über 600.000 Tonnen produziert, das entspricht säuremäßig dem Fünffachen der gesamten Welt-Zitronenernte.

Die Zitronensäure stellt zwar keinen direkten Risikofaktor für die Demenz-Erkrankung dar. Indirekt ist sie aber ein großer Risikofaktor, da die Zitronensäure Blei und Aluminium ermöglicht, die Blut-Hirn-Schranke zu überwinden und so ins Gehirn zu gelangen, wo diese Stoffe sich dann ablagern. Vor allem Aluminium steht im Verdacht, Alzheimer auszulösen.

Alkohol:

Dass die Schäden durch exzessiven Alkoholkonsum schlimmer sein könnten, als bisher vermutet, legen neue Untersuchungen aus Großbritannien nahe. Die Psychiater Susham Gupta und James Warner warnen davor, dass Alkohol zu weitaus mehr Demenz-Erkrankungen führt, als Forscher annehmen
(British Journal of Psychiatry, Bd. 193, S. 351, 2008).

Die beiden Ärzte aus London berichten, dass in Großbritannien die Menschen mittlerweile etwa doppelt so viel Alkohol trinken wie in den 1960er-Jahren. Ein ähnlicher Trend sei in anderen Industrienationen zu beobachten, was daran liegen könnte, dass Alkohol immer noch verhältnismäßig billig sei. Im Vergleich zum durchschnittlichen Haushaltseinkommen habe sich der Preis für Alkoholika in den vergangenen 40 Jahren sogar halbiert.

*„Kommende Generationen werden einen übermäßigen Anstieg **alkoholbedingter Demenzerkrankungen** erleben"*, sind Gupta und Warner überzeugt. *„Man muss nur die neurotoxischen Effekte des Alkohols berücksichtigen und den Anstieg des Pro-Kopf-Verbrauchs betrachten"*. Allein seit dem Jahr 2000 sei er von sechs Liter reinen Alkohols auf 11,5 Liter jährlich gestiegen.

Hochprozentiges greift das Gehirn mittelbar an:
Nach Hochrechnungen der Forscher sind mindestens zehn Prozent der Demenzen auf Alkohol zurückzuführen. Durch die Auswirkung exzessiver Trinkgelage – in Deutschland oft Komasaufen genannt – könnte sich der Anteil an den Demenz-Erkrankungen schon bald auf 25 Prozent erhöhen.

Im September wurden anlässlich einer Demenztagung die Risiken für Alkoholiker diskutiert. Ihr Gehirn ist zusätzlich besonders in Gefahr, weil Alkoholkranke oft für längere Zeit nichts essen. Das sei bei den Kampftrinkern, die an den Wochenenden die Innenstädte bevölkern und in möglichst kurzer Zeit möglichst betrunken werden wollen, nicht der Fall.

„Da sich das Trinkverhalten verändert, müssen wir mehr über den Zusammenhang zwischen Alkohol und der verheerenden Demenz-Erkrankung erfahren", sagt Susanne Sorensen von der Britischen Alzheimer-Gesellschaft. Der direkte Nachweis läst sich nur durch Untersuchungen des Gehirns erbringen. Typische Symptome sind jedoch alkoholbedingte Gedächtnislücken, Zittern, Nervenschäden bis hin zu epileptischen Anfällen und dem Delirium tremens.

Ärzte wissen, dass Alkoholika in mehrfacher Hinsicht das Gehirn schädigen. Hochprozentiges wirkt nicht nur toxisch auf Nervenzellen, sondern greift das Gehirn auch mittelbar an, indem Blutdruck und Blutfette erhöht werden. Nach aktuellen Hochrechnungen sind in Deutschland mindestens vier Millionen Menschen alkoholabhängig. Weitere fünf Millionen Menschen trinken so oft oder so viel, dass sie als stark suchtgefährdet gelten. Bereits frühere Studien haben gezeigt, dass der gelegentliche exzessive Vollrausch gefährlicher ist als regelmäßiges gemäßigtes Trinken. So hatten finnische Komasäufer nicht nur mehr Hirnschäden, sie starben auch früher als moderate Trinker. (www.sueddeutsche.de/wissen/alkoholkonsum-der-preis-des-saufens-1.541745) 04.11.2008

Der Alkoholkonsum in Deutschland lag 1950 bei 3,1 Liter reinem Alkohol pro Person. Bis zum Jahr 2003 hat sich dieser Wert auf 10,2 Liter erhöht. Laut einem Bericht der Weltgesundheitsorganisation von 2003 liegt Deutschland beim Alkoholkonsum weltweit auf Platz fünf. Nur in Irland, Luxemburg, Tschechien und Ungarn wird noch mehr Alkohol getrunken.
Erhöhter Alkoholkonsum führt auf Dauer zu einem Vitamin B-Mangel. Zum einen wird durch Alkohol die Darmschleimhaut geschädigt, wodurch die Aufnahme der Vitamine in den Körper erschwert wird. Zum anderen werden beim Abbau von Alkohol im Körper große Mengen B-Vitamine (hauptsächlich Vitamin B1) benötigt (siehe auch Kapitel: *Stoffe, die Ihr Gehirn schützen – B-Vitamine*).

Rauchen:

Eine Langzeitstudie der Universität von Kalifornien mit 21.000 Teilnehmern kam zu dem Ergebnis, dass starkes Rauchen das Risiko an Demenz zu erkranken verdoppelt. (www.focus.de/gesundheit/ratgeber/gehirn/news/alzheimer-rauchen-verdoppelt-demenzrisiko_aid_565779.html) 26.10.2010

Die Studie zeigt, dass das Gehirn nicht immun gegen die

94

Langzeitfolgen starken Rauchens ist. Beim Rauchen verengen sich die Kapillaren, wodurch es zu Durchblutungsstörungen kommt. Diese Durchblutungsstörungen sind für das Gehirn besonders schädlich, da sie eine Hauptursache der vaskulären Demenz sind. Diese bildet nach Alzheimer (50 - 60 %) mit 20 % der Krankheitsfälle die zweithäufigste Form der Demenz-Erkrankungen.

Das Kohlenmonoxid, das beim Rauchen inhaliert wird, bindet sich etwa 300 mal besser an das Hämoglobin der roten Blutkörperchen als Sauerstoff. Dadurch steht ein Teil des Hämoglobins nicht mehr für den Sauerstofftransport zur Verfügung. Durch die starke Bindungseigenschaft des Kohlenmonoxids wird der Sauerstofftransport noch bis zu einem Tag nach der letzten Zigarette gestört.

Jetzt stellen Sie sich einmal vor, Sie sind eine der 100 Mrd. Nervenzellen im Gehirn. Sie haben den ganzen Tag hart gearbeitet, haben Reize verarbeitet und Verbindungen zu anderen Nervenzellen aufgebaut. Jetzt sind Sie müde und brauchen dringend Sauerstoff. Über eine Kapillare kommt langsam ein rotes Blutkörperchen auf Sie zu und Sie freuen sich schon auf den frischen Sauerstoff. Das Blutkörperchen transportiert aber keinen Sauerstoff, sondern Kohlenmonoxid, Sie brauchen aber unbedingt Sauerstoff. Sie können nichts anderes tun, als warten und hoffen, dass endlich ein Blutkörperchen mit Sauerstoff vorbeikommt. Wenn man raucht, leiden die Gehirnzellen und einige werden durch den Sauerstoffmangel absterben. Außerdem wird durch Nikotin die Neubildung von Nervenzellen beeinträchtigt.

Die Berliner Chari`te kam in einer Studie zu dem Ergebnis, dass Raucher in manchen Gehirnregionen weniger Nervenzellen besitzen als Nichtraucher.

Wenn man an die gesundheitlichen Folgen des Rauchens denkt, dann denkt man doch in erster Linie an die Lunge oder Herz und Kreislauf, kaum jemand denkt jedoch daran, dass durch das Rauchen auch das Gehirn geschädigt wird.

Stoffe, die eine positive Auswirkung auf ihr Gehirn haben können:

Es gibt verschiedene Lebensmittel, Gewürze oder sonstige Produkte, denen eine vorbeugende Wirkung auf die Demenz-Erkrankung zugeschrieben wird. Oft tauchen Berichte auf, in denen einzelnen Stoffen wahre Wunderwirkungen nachgesagt werden. Es wird aber nie ein einzelner Stoff sein, der Sie vor Krankheiten bewahren kann. Entscheidend ist immer die gesamte Lebens- und Ernährungsweise. So wird z. B. Kurkuma Ihr Gehirn nicht schützen können, wenn man es über eine Fertigpizza streut, die dann in der Mikrowelle erhitzt wird und zu der man eine Dose Cola trinkt. Ist die gesamte Ernährungsweise jedoch überwiegend gesundheitlich ausgerichtet, dann können die nachfolgenden Stoffe ihre positiven und möglicherweise vorbeugenden Wirkungen auf Demenz oder andere Krankheiten erst optimal entfalten.

Kokosöl:

Wie beugt Kokosöl Alzheimer vor?
Kokosöl besteht zu 60% aus MCT- Fetten (Mittelkettige Tryglyceride). MCT- Fette werden vom Körper nicht zu Fettreserven eingelagert, sondern ähnlich wie Kohlehydrate, sofort zur Energiegewinnung eingesetzt. Bei der Verstoffwechselung von MCT-Fetten entstehen Ketone, welche aktuellen Forschungen zufolge vor Alzheimer schützen, ja Alzheimer sogar lindern sollen.
Studien haben gezeigt, dass das Gehirn von Alzheimer-Patienten schon im Frühstadium nur noch unzureichend Glucose nutzen würde und daher mit Energie unterversorgt sei. Ohne Glucose aber sterben die Gehirnzellen. Wird Kokosöl eingenommen, dann steht dem Gehirn auch weiterhin eine Energiequelle zur Verfügung, die es für ein

einwandfreies Gedächtnis und gesunde kognitive Funktionen nutzen kann.

Aus diesem Grund begann die Pharmaindustrie mit der Synthetisierung von MCT im Labor. Die natürlichen MCT aus Kokosöl verbleiben jedoch mehr als doppelt so lange im Körper, wie die synthetische Variante, die nur ca. 3 Stunden im Körper verweilt.

Blaubeeren:

Das Human Nutriton Research Center in Boston konnte nachweisen, dass die Polyphenole der Beeren im Gehirn biochemische Abfallprodukte beseitigen, die sonst die Hirnfunktion beeinträchtigen.

Diese Aufgabe übernehmen normalerweise die Mikrogliazellen. Im höheren Alter schaffen die Zellen jedoch es nicht mehr in ausreichendem Maße, ihre Aufgabe zu bewältigen, der Zellabfall durch zu Grunde gegangener Zellen wird nicht mehr regelrecht entsorgt und häuft sich an.

Neben der Abfallbeseitigung wird auch die Neurogenese, also die Neubildung von Gehirnzellen unterstützt.

Eine besonders hohe Konzentration zeigt sich in Gehirnarealen, die für kognitive Funktionen zuständig sind.

Durch Anreicherung im Hyppocampus und dem Neurokortex wird zudem die neuronale Informationsleitung und die Konzentration gestärkt.

Verantwortlich dafür ist wohl der blaue Farbstoff Anthocyanen, der die Informationsübertragung zwischen den Neuronen anregt. Die sekundären Pflanzenstoffe, die zu den Flavonoiden zählen, sind optimale Radikalfänger und in ihrer Wirkung um einiges effektiver als Vitamin C.

Bei älteren Menschen verbesserte sich durch den täglichen Verzehr von Beeren die Reaktionszeit um sechs Prozent.

Eine weitere Studie zeigte bei einem Konsum von ca. 500 ml Blaubeersaft pro Tag eine signifikante Verbesserung der Kognition und des Erinnerungsvermögens. Blaubeeren haben eine vorbeugende Wirkung auf neurodegenerative Erkrankungen wie Alzheimer und Parkinson. Da sich die Polyphenole hauptsächlich in der Schale und den Kernen der Beeren befinden, ist es wichtig, ganze Früchte zu verzehren, anstatt auf Nahrungsergänzungsmittel zu setzten. Im Winter kann man auf Tiefkühlbeeren zurückgreifen. Die vorbeugende Wirkung des Rotweins wird ebenfalls auf die Polyphenole zurückgeführt. Wenn man den Saft der Beeren trinkt, sollte man darauf achten, dass die ganzen Beeren verarbeitet wurden.

(www.100werden.de/substanzen/blaubeeren-schutzen-vor-parkinson-und-alzheimer) 24.01.2012

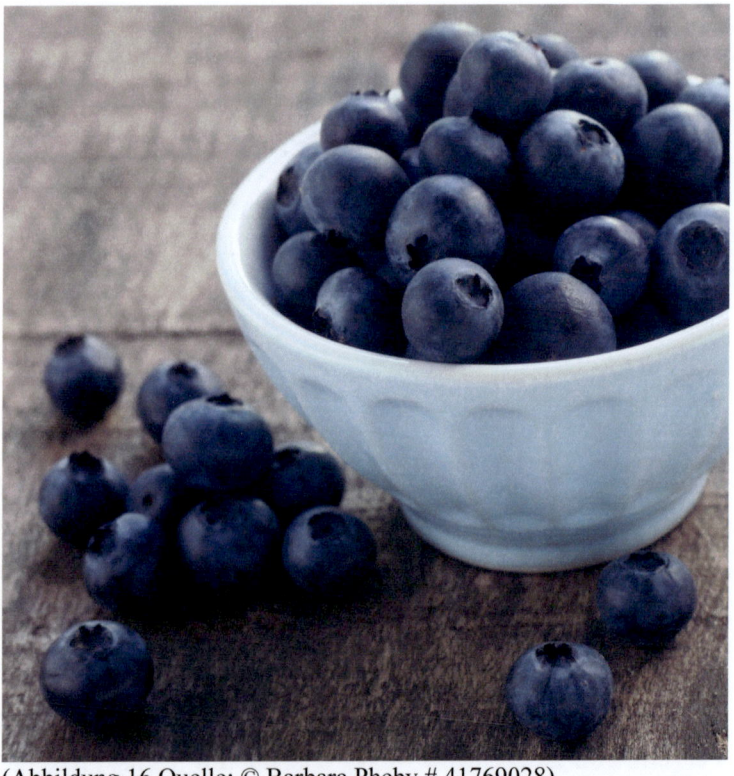

(Abbildung 16 Quelle: © Barbara Pheby # 41769028)
Die Polyphenole der Blaubeeren können biochemische Abfallprodukte im Gehirn beseitigen.

Kurkuma:

Kurkuma enthält als wirksamen Bestandteil Kurkumin und ist einer der bedeutendsten Heilpflanzen. Kurkuma wird erfolgreich eingesetzt bei den verschiedensten Erkrankungen, von Alzheimer bis hin zu Krebs.
Kurkuma ist hellgelb und gibt dem Curry seine charakteristische Farbe. Traditionell ist es als indischer Safran bekannt. Kurkuma gilt als bedeutende Arznei in der chinesischen und indischen Medizin.
Kurkuma-Öl hat eine deutlich entzündungshemmende Wirkung. Kurkumin ist allerdings noch wirksamer als das Öl und wird als primärer pharmakologischer Wirkstoff eingesetzt.
Zahlreiche Studien haben gezeigt, dass Kurkumin genauso wirksam gegen Entzündungen im Körper vorgeht, wie Hydrokortison, Penylbutazon (Butazolidin) und freiverkäufliche NSARs, wie Aspirin oder Ibuprofen, allerdings ohne schädliche Nebenwirkungen.
Kurkumin kann die Blut-Hirn-Schranke durchdringen. Es gibt zunehmend Beweise dafür, dass Kurkumin möglicherweise vor neurogenerativen Erkrankungen schützt. (www.zentrum-der-gesundheit.de/kurkuma.html)

Wissenschaftler gehen mittlerweile davon aus, dass Alzheimer durch Entzündungen im Gehirn verursacht wird. Möglicherweise kann Kurkumin durch seine entzündungshemmende Wirkung diese Entzündungen im Gehirn verhindern.

Kurkuma soll, so ist dem Bericht im „American Journal of Epidemiology" zu entnehmen, das Gehirn in Schwung halten und Alzheimer vorbeugen.
Das Wissenschaftler-Team um Tze-Pin Ng (Universität Singapur) war dem Curry-Verzehr von 1.010 Asiaten im Alter zwischen 60 und 93 Jahren nachgegangen. Die Teilnehmer waren allesamt nicht von einer Demenz-

Erkrankung betroffen und sollten für den Untersuchungs-
zweck einen Test zur kognitiven Leistungsfähigkeit absolvieren.

Dabei trat folgender Zusammenhang zu Tage: Wer „gelegentlich" (einmal oder mehrmals in sechs Monaten) oder
„häufig" (mehr als einmal pro Monat) Curry verspeiste,
schnitt beim Test besser ab als Vergleichspersonen, bei
denen die Gewürzmischung selten oder nie verwendet
wurde. Als Grund für diese Beobachtung vermuten die
Forscher, dass antioxidative Eigenschaften von Kurkuma
den Aufbau bestimmter Ablagerungen hemmen, die für
Morbus Alzheimer charakteristisch sind.
(www.netdoktor.at/nachrichten/?id=116872)

Die medizinische Literatur beschreibt seit mehr als zwei-
tausend Jahren Möglichkeiten, wie sich Entzündungen mit
natürlichen Substanzen wie Kurkuma lindern lassen. Doch
erst seit etwa zehn Jahren gewinnen wir allmählich ein
Verständnis für die komplexen und aussagekräftigen bio-
chemischen Vorgänge, die uns erklären, was traditionelle
Heiler und Ärzte bereits seit Jahrtausenden wissen und
nutzen. (4)

Um sicher zu gehen, dass das Kurkuma nicht bestrahlt
wurde, sollte man nur biologisch angebautes Kurkuma
verwenden. Kurkuma ist schon in sehr kleiner Dosierung
wirksam, aber auch bei sehr hohen Dosen treten keine
Nebenwirkungen auf.

Wichtig ist, dass man Kurkuma immer in Verbindung mit
schwarzem Pfeffer zu sich nimmt, da Kurkuma allein
vom Körper nur sehr schlecht aufgenommen werden
kann. Durch schwarzen Pfeffer erhöht sich die Aufnahme-
fähigkeit für Kurkuma auf das 2000-fache.

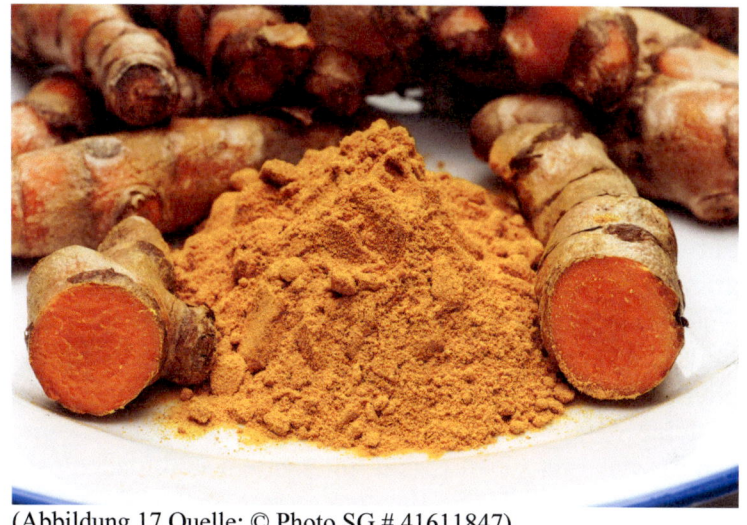

(Abbildung 17 Quelle: © Photo SG # 41611847)

Kurkuma ist seit Jahrtausenden für seine entzündungshemmende Wirkung bekannt.

Chlorophyll:

Chlorophyll ist ein natürlicher Farbstoff, der von Pflanzen gebildet wird und ihnen die grüne Farbe verleiht. Es ist in Energie umgewandeltes Sonnenlicht.
Chlorophyll ist enthalten in Grünkohl, Broccoli, grünen Bohnen, grünen Erbsen, Spinat, Salat, Schnittlauch, Basilikum, Dill, Löwenzahn und Sauerampfer.
Das Blattgrün Chlorophyll ist eine dem menschlichem Hämoglobin sehr ähnliche Verbindung, es ist sozusagen das Blut der Pflanzen. Im Unterschied zum Hämoglobin sitzt im Kern des Chlorophyll-Moleküls kein Eisen-Atom, sondern ein Magnesium-Atom, das vom Körper dringend benötigt wird. Es aktiviert zahlreiche Enzyme, ist für die Erbsubstanz wichtig, für die Mineralisierung der Knochen, für die Muskulatur, sowie für die Reizübertragung der Nerven. Chlorophyll fördert die Blutbildung und steigert die Sauerstoffversorgung der Zellen. Je chlorophyllreicher

die Nahrung ist, umso mehr Sauerstoff gelangt zu den Zellen, auch zu den Gehirnzellen. Versuchen Sie chlorophyllhaltige Lebensmittel möglichst täglich im rohen, natürlichen Zustand zu sich zu nehmen, da die Wirkung des Chlorophylls durch Erhitzen oder andere Zubereitungsmethoden zum Großteil zerstört wird.

Für die Wintermonate oder für Personen, die nicht gerne grüne Blattsalate oder Gemüse essen, ist Gerstengrassaft eine sehr hochwertige Alternative. Gerstengras enthält alle fünf lebenswichtigen Nährstoffgruppen: Enzyme, Chlorophyll, Vitamine, Mineralstoffe und Spurenelemente, sowie Proteine. Die einzigartigen Bausteine dieser Pflanze wirken im synergetischen Effekt miteinander und machen sie deshalb so wertvoll. Die Enzyme wirken als Katalysatoren für den Stoffwechsel, zerstören freie Radikale und verlangsamen den Alterungsprozess des Gehirns. Durch diese Eigenschaften und im Zusammenhang mit der besseren Sauerstoffversorgung des Gehirns durch das Chlorophyll, trägt Gerstengras dazu bei, das Gehirn lange leistungsfähig zu halten.

Omega 3 Fettsäuren und Omega 6 Fettsäuren:

Omega 3 und Omega 6 Fettsäuren gehören zu den mehrfach ungesättigten Fettsäuren. Beide sind essentielle Fettsäuren, das heißt, der Körper kann sie nicht selber produzieren, sie müssen mit der Nahrung zugeführt werden. Diese beiden Fettsäuren konkurrieren ständig in unserem Körper, da sie gegensätzliche Aufgaben erfüllen.

Omega 6 Fettsäuren fördern die Fetteinlagerung, stimulieren die Produktion von Fettzellen, sie beeinflussen die Stabilität der Zellmembranen und fördern Gerinnungs- und Entzündungsprozesse zum Schutz vor äußeren Angriffen. Die Omega 3 Fettsäuren unterstützen den Aufbau des Nervensystems, halten die Zellmembran flexibel und wirken Entzündungen und der Bildung von Fettzellen entgegen. Außerdem verbessern sie die Verformbarkeit der roten Blutkörperchen, wodurch wiederum die Fließeigenschaften des Blutes verbessert wird.

Wie das Verhältnis dieser beiden Fettsäuren in unserem Körper aussieht, hängt von unserer Ernährung ab. Das ideale Verhältnis von Omega 6 zu Omega 3 Fettsäuren liegt bei 2 : 1 bis 5 : 1.

Durch verschiedene Faktoren in unserer Ernährung hat sich dieses Verhältnis in den letzten 50 bis 60 Jahren aber stark verändert. Es beträgt heute meistens 20 : 1.

Ein Grund für diese Entwicklung liegt in der Haltung und Fütterung von Nutztieren.

Wenn Kühe auf der Weide gehalten werden, ernähren sie sich nur von Gras. Besonders das junge Gras im Frühjahr enthält besonders viel Omega 3 Fettsäuren. Dadurch enthält auch die Milch, der Käse oder die Butter dieser Kühe mehr Omega 3 Fettsäuren. Diese Fettsäuren, die die Tiere mit ihrer Nahrung aufnehmen, sind auch in ihrem Fleisch enthalten. Es liegt in einem ausgeglichenem Verhältnis von etwa 2,5 : 1 vor.

In den letzten 50 Jahren wurde immer mehr von der Weidehaltung zur Intensivhaltung gewechselt. Um die Milchproduktion zu erhöhen und die Gewichtszunahme der Tiere zu beschleunigen, wurde immer mehr Mais, Soja und Weizen gefüttert. Diese Getreidesorten enthalten aber kaum Omega 3 Fettsäuren, sondern viel Omega 6 Fettsäuren. Dadurch verschiebt sich das Verhältnis von Omega 6 zu Omega 3 in der Milch und im Fleisch der Tiere auf etwa 15 : 1.

Seit Urzeiten war Heu das Futter in den Wintermonaten. Erst seit Mitte des 20. Jahrhundert wird verstärkt Gärfutter – Silage anstelle von Heu verfüttert. Während 1970 der Anteil von Heu in Österreich noch 78 Prozent betrug, waren es 2000 nur noch 34 Prozent (BUCHGRABER und andere, 2003).

In den letzten Jahren wurde der Einfluss auch international verstärkt untersucht (Schweiz, Finnland Deutschland). Alle Berichte zeigen folgende Einflussfaktoren:

- Je mehr **Grünfutter**, um so höherer Gehalt an Omega 3-Fettsäuren (ALA)
- Je mehr **Maissilage**, um so niedrigerer Gehalt an Omega 3-Fettsäuren (ALA)
- Je mehr **Kraftfutter**, um so niedrigerer Gehalt an Omega 3-Fettsäuren (ALA)

(www.biokaeserei-walchsee.at/download/vorteile_der_heumilch.pdf) 31.01.2012

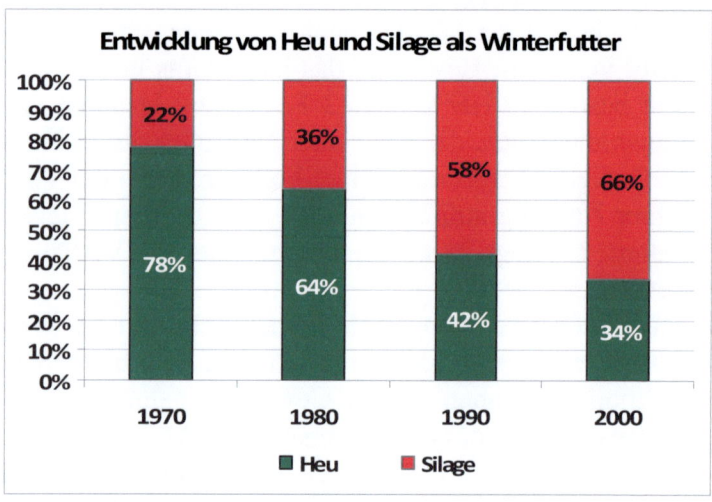

(Abbildung 18 Quelle: Nach Buchgraber und Mitbeiter, 9 Alpenländ. Expertenforum 2003)

Während das Fleisch und die Milch von frei lebenden Büffeln noch etwa 30 Prozent Omega 3 Fette enthält, sind es bei den so genannten modernen Hochleistungsrindern nur noch zwei Prozent.

Auch Hühner werden heute, vor allem bei der Käfighaltung, anders gefüttert als es ihrer artgerechten Ernährung entspricht.

Dr. Artemis Simopoulos leitete die Forschungsabteilung

am National Institute of Health. In einer Studie, die im *New England Journal of Medicine* erschien, hat sie nachgewiesen, dass die Eier von Hühnern, die mit Mais gefüttert wurden, was bei der Käfighaltung üblich ist, ein Omega 6 zu Omega 3 Verhältnis von 19,4 : 1 hatten. Die Eier von Hühnern vom griechischen Bauernhof, wo Dr. Artemis Simopoulos aufgewachsen ist, haben dagegen ein Verhältnis der Fettsäuren Omega 6 zu Omega 3 von 1,3 : 1. (6)

Ähnlich verhält es sich auch beim Lachs, der für seinen hohen Gehalt an Omega 3 Fettsäuren bekannt ist. Wildlachs hat einen wesentlich höheren Omega 3 Gehalt, weil er sich nur von dem ernährt, was von der Natur vorgesehen ist. Der gezüchtete Lachs wird meistens mit Soja gemästet. Obwohl er 70 bis 200 Prozent mehr Fett aufweist als der Wildlachs, hat er etwa ein drittel weniger Omega 3 Fettsäuren.

Nicht nur die Fettzusammensetzung hat sich im letzten halben Jahrhundert stark verändert, sondern auch der Fleischkonsum hat in diesem Zeitraum drastisch zugenommen. Im Jahr 1950 lag der pro Kopf Fleischkonsum in Deutschland bei 26,2 Kilogramm. Bis 2009 erhöhte sich dieser auf 62 Kilogramm jährlich (Österreich 67 Kilogramm). Das heißt, die Menschen haben 1950 ca. 26 Kilogramm Fleisch mit einem idealen Verhältnis Omega 6 zu Omega 3 Fettsäuren von 2,5 bis 3 : 1 gegessen. Heute essen sie ca. 62 Kilogramm Fleisch pro Jahr, bei dem sich das Verhältnis Omega 6 zu Omega 3 auf etwa 15 : 1 verschoben hat.

Wie naiv muss der Mensch doch sein, wenn er glaubt, er könne Tiere nicht artgerecht halten, sie artfremd füttern und dann deren Milch, Eier und Fleisch verzehren, ohne dass es Auswirkungen auf seine Gesundheit hätte?

Ein zweiter Grund für die für die zunehmende Produktion

von Omega 6 Pflanzenölen für den menschlichen Verzehr, ist die industrielle Verarbeitung von Nahrungsmitteln, die im letzten halben Jahrhundert stark gestiegen ist. Gleichzeitig wurden die Omega 3 Fettsäuren immer mehr verdrängt. Sie sind in der Nahrungsmittelindustrie unerwünscht, weil sie nicht so haltbar sind.

Produktion von Omega-6-Pflanzenölen für den menschlichen Verzehr im 20. Jahrhundert (kg pro Person und Jahr)

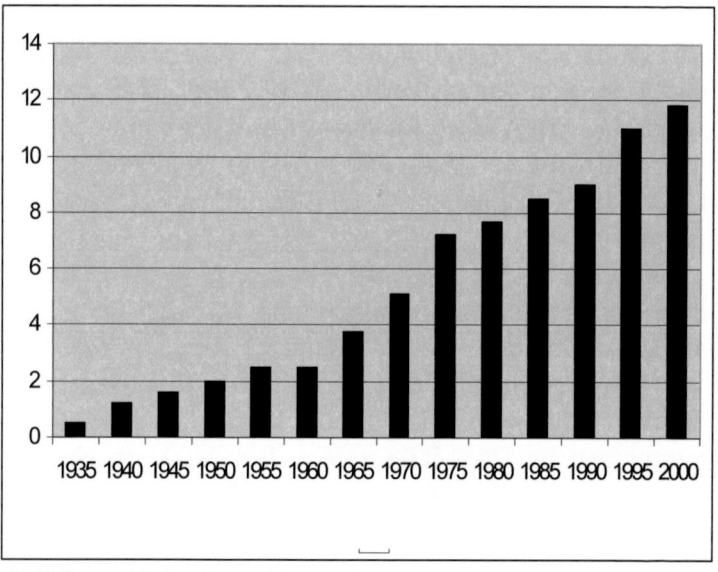

(Abbildung: 19 Quelle: 6 Seite 114)

Seit den 1970er-Jahren haben chronische Entzündungserkrankungen, vor allem in den Industrienationen, stark zugenommen. Laut neuesten wissenschaftlichen Erkenntnissen kann auch die Alzheimer-Krankheit durch Entzündungen im Gehirn verursacht werden. Eine Ursache für diese Entwicklung liegt sicher auch in unserer Ernährungsweise. Durch eine Ernährung mit immer mehr Omega 6 und immer weniger Omega 3 Fettsäuren wird die Anfälligkeit des Körpers für Entzündungen stark gesteigert.

Dass ein ausgewogenes Verhältnis von Omega 6 und Omega 3 Fettsäuren vor Herz-Kreislauf-Erkrankungen schützt, wurde schon in vielen Studien nachgewiesen. Neueste wissenschaftliche Untersuchungen kamen jetzt zu dem Ergebnis, dass die Omega 3-Konzentration im Blut und im Gehirn von Alzheimer-Patienten und bei depressiven Personen wesentlich geringer ist als bei Gesunden. Dass die Omega 3 Fettsäure etwa 60 Prozent der neuronalen Membran ausmacht und besonders in den synaptischen Membranen angereichert wird, zeigt wie wichtig diese Fettsäure für das Gehirn ist.

Entzündungsfördernd	Entzündungshemmend
Traditionelle westliche Ernährung	>>Mittelmeerdiät<< Indische Küche, asiatische Küche
Depression und Ohnmachtsgefühle	Gelassenheit, Ruhe, Zuversicht
Weniger als 20 Minuten Bewegung am Tag	30 Minuten spazieren gehen, sechsmal pro Woche
Zigarettenrauch, Luftverschmutzung Abgase	Eine saubere Umwelt

(6 Seite 71)

Da durch die Omega 3 Fettsäuren die Verformbarkeit der roten Blutkörperchen verbessert wird, verbessert sich die Fließeigenschaft des Blutes, wodurch auch die Gehirndurchblutung verbessert wird. Eine bessere Durchblutung bedeutet immer auch eine bessere Nährstoff- und Sauerstoffversorgung, was wiederum eine vorbeugende Wirkung auf Demenz-Erkrankungen haben kann.
Dr. Peter Singer, Internist und Biochemiker, über Omega 3 Fettsäuren:
„Omega 3 Fettsäuren sind lebenswichtige Nährstoffe, die wir regelmäßig – wie Vitamine – aufnehmen müssen. Sie

werden bereits für die Entwicklung des Gehirns und der Sehfunktion des Ungeborenen benötigt, deshalb ist eine gute Versorgung mit Omega 3 Fettsäuren schon während der Schwangerschaft wichtig. Auch ihre Wirkung bei Erwachsenen ist äußerst vielfältig. Sie halten Herz und Blutgefäße gesund und schützen vor Herzinfarkt. Sie lindern entzündliche Erkrankungen wie z. B. Rheuma und Neurodermitis und können wahrscheinlich auch die Entwicklung von Demenz im Alter abschwächen."

(www.omega-3-fettsaeuren.eu/expertenstimmen.html) 30.01.2012

Hans-Ulrich Grimm schreibt in „Die Ernährungslüge" über die Omega 3 Fettsäuren:

Vermutlich sind diese Fette aber die wichtigste Substanz für das Gehirn.
„Wenn wir zu wenig Omega 3 Fettsäuren zu uns nehmen, sind die Folgen verheerend", sagt Crawford. „ Die Kapazität des Gehirns nimmt nicht mehr zu, sondern ab." Von diesen wichtigen Baustoffen fürs Gehirn nehmen die Menschen aber immer weniger zu sich – eine verhängnisvolle Entwicklung, wie Crawford meint. Der Rückgang beim Verzehr dieser Fette gehe Hand in Hand mit einem Aufschwung von Funktionsstörungen unseres Gehirns, einer Zunahme mentaler Erkrankungen und niedrigeren Intelligenzquotienten.
Was überwiegend verzehrt wird, ist das ungesunde Fett, etwa in Hamburgern: „Ganze Generationen von Kindern leben überwiegend von Junk Food", klagt der britische Gehirnforscher Basant Puri vom Londoner Hammersmith Hospital. „Und es ist furchtbar, wenn man sich vorstellt, was sie in ihrem Gehirn damit anrichten. Fettiges Fast-Food- Essen verursacht nicht nur einen Mangel, sondern ist definitiv giftig für das Gehirn".

(3 Seite 27)

Quellen für Omega 3 Fettsäuren:

- Leinöl   56 %
- Leindotteröl   35 %
- Hanföl   17 %
- Walnussöl   13 %
- Rapsöl   9 %
- Atlantischer Lachs 1,8 %
- Sardellen   1,7 %
- Sardine   1,4 %

Alpha-Liponsäure:

Die alpha-Liponsäure ist eine schwefelhaltige Fettsäure, die 1951 erstmals aus Rinderleber isoliert wurde. In der Nahrung ist dieser Stoff in sehr geringen Mengen in Innereien (Herz, Nieren), sowie in Spinat, Broccolli und Erbsen enthalten. Alpha-Liponsäure hat eine sehr starke antioxidative Wirkung und ist das einzige Antioxidans, das sowohl im wässrigen wie auch im fettlöslichen Bereich der Zelle zu finden ist. Zudem besitzt es die einzigartige Fähigkeit, andere Antioxidantien wie Vitamin C und Vitamin E zu erneuern und deren Wirkung zu verstärken. Die alpha-Liponsäure ist für Diabetiker besonders interessant, da es dabei hilft, die Glukose aus dem Blut in die Zellen zu transportieren, wodurch das Risiko für Gefäß- und Nervenschäden reduziert wird. Zuckerkranke Personen leiden oft an Taubheitsgefühlen, kribbelnden Beinen und Nervenschmerzen. Bei diesen Beschwerden wird die alpha-Liponsäure seit langem erfolgreich angewandt.
1997 machte man bei einer zuckerkranken Frau, die auch an Alzheimer erkrankt war, eine erstaunliche Beobachtung. Bei der Frau, die wegen ihrer Diabetes-Erkrankung alpha-Liponsäure einnahm, ergab sich keine Verschlechterung ihrer kognitiven Leistungen. Laut neuropsychologi-

schen Tests, die regelmäßig durchgeführt wurden, war ihr Zustand über einen Zeitraum von vier Jahren stabil. Daraufhin wurden zehn Patienten für eine Behandlung mit alpha-Liponsäure ausgewählt, deren Demenz als primär degenerativ eingestuft worden war. Der Schweregrad der kognitiven Einbußen war als leicht bis mittel eingeschätzt worden. Im Zeitraum vor Behandlungsbeginn hatte sich der Zustand der Patienten stetig verschlechtert, so dass in einem Beobachtungszeitraum von im Mittel etwa 300 Tagen eher mit einer Verschlechterung der kognitiven Tests zu rechnen war. Unter der Wirkung von Liponsäure zeigten die Patienten aber unerwarteter Weise eine Konstanz bzw. eine Verbesserung der Ergebnisse. Auch bei der subjektiven Einschätzung der Angehörigen wurde mehrfach von einer Verbesserung der Verhaltensauffälligkeiten gesprochen.

Obwohl es sich hier nur um eine klinische Beobachtung an zehn Patienten handelt, könnten die Ergebnisse ein erster Hinweis auf die mögliche Wirksamkeit von alpha-Liponsäure bei Patienten mit primär degenerativen Formen der Demenz sein.

(www.alzheimer-forschung.de/images/.../Muench_Publication_4.pdf)
(PD Dr. med. Klaus Hager)

Um die Wirkung der alpha-Liponsäure bei Demenz-Erkrankung genauer zu untersuchen, müssten weitere Studien durchgeführt werden. Ein Problem ist allerdings die Finanzierung weiterer klinischer Studien, weil alpha-Liponsäure bereits als Medikament auf dem Markt ist und deshalb nicht mehr patentiert werden kann. Alpha-Liponsäure wäre vielleicht ein großer Gewinn für Demenzpatienten, da es aber für die Pharmaindustrie nicht rentabel ist, werden kaum weitere Forschungen durchgeführt.

B-Vitamine:

(Zentrum der Gesundheit) – Ungewöhnlich hohe Vitamin-B-Dosen konnten während einer Studie, die im Fachmagazin PLoS One veröffentlicht wurde, das Schrumpfen des Gehirns bei Menschen, die an einer sogenannten leichten kognitiven Beeinträchtigung (LKB) litten, signifikant verlangsamen, sowie die Entwicklung von Demenz nachhaltig bremsen.

Bei einer leichten kognitiven Beeinträchtigung, die weltweit etwa 16 Prozent der über 70 jährigen betrifft, zeigt sich eine herabgesetzte Denkleistung, die nicht dem Alter und der Bildung der Betroffenen entspricht. LKB-Patienten wirken zerstreut und vergesslich. Gelegentlich machen ihnen der sprachliche Ausdruck, das Planen und das räumliche Vorstellungsvermögen Probleme. Alltagsaktivitäten können jedoch meist mühelos gemeistert werden.

Eine LKB kann eine beginnende Demenz signalisieren, muss aber nicht zwangsläufig in eine solche übergehen. Die Chancen für LKB-Patienten eine Alzheimer-Krankheit zu entwickeln, stehen fifty – fifty. Das bedeutet, bei der Hälfte der LKB-Betroffenen folgt innerhalb von fünf Jahren nach der LKB-Diagnose eine Alzheimer-Diagnose.

An einer zweijährigen Studie der Universität in Oxford nahmen 168 Menschen teil, die alle an einer leichten kognitiven Störung litten. Sie erhielten entweder eine Placebo-Pille oder eine hochdosierte Vitaminpille (TrioBe Plus). Die Vitaminpille enthielt die 15fache empfohlene Tagesmenge Vitamin B6, die 4fache empfohlene Tagesmenge Vitamin B9 (Folsäure)und die 200fache empfohlene Tagesmenge Vitamin B12.

Diese Vitamine sind bekannt dafür, den Homocystein-Spiegel im Plasma zu senken. Homocystein ist eine Aminosäure, die im Körper bei der Verstoffwechslung von Proteinen entsteht. Homocystein kann die Blutgefäße

111

schädigen, wenn es im Übermaß vorhanden ist. Insofern verwunderte nicht, als Forscher feststellten, dass die Alzheimer-Krankheit um so schneller fortschreitet, je höher die Homocystein-Werte sind und infolgedessen nach Möglichkeiten suchten, diese Werte zu reduzieren, was nun mit Hilfe der genannten Vitamin-Therapie gelang.

Durchschnittlich schrumpften die Gehirne der Vitamin-Gruppe halb so schnell wie die Gehirne der Placebo-Gruppe. Diese positive Auswirkung war insbesondere bei den Teilnehmern festzustellen, deren Homocystein-Spiegel zu Beginn der Studie sehr hoch war.

„Das sind sehr dramatische und bewegende Ergebnisse" erklärt Forschungsleiter David Smith, Professor für Pharmakologie an der Universität in Oxford und fügt hinzu: *„Wir haben die Hoffnung, dass diese einfache und sichere Behandlungsmethode zumindest bei solchen Patienten die Entwicklung von Alzheimer verzögern kann, die erst an leichten Gedächtnisstörungen leiden".*

Das positive Ergebnis der Studie wird in Wissenschaftskreisen kontrovers diskutiert. Besonders gerne werden die hohen Vitamin-Dosen und deren angeblichen Nebenwirkungen bemängelt. Möglicherweise ist die Ablehnung der einfachen, kostengünstigen und gleichsam wirkungsvollen Vitamin-Therapie aber auch viel eher darin begründet, dass sie den bisher eher erfolglosen pharmazeutischen Demenzmedikationen – die bereits Forschungsgelder in Millionenhöhe verschlingen – endgültig den Rang ablaufen könnten.

Auch wenn sich die verabreichten Vitaminmengen sehr hoch anhören und es sich dabei um ein Vielfaches der jeweiligen empfohlenen Tagesmenge handelt, so kann es – dem aktuellen Stand der Wissenschaft zufolge – auch bei einer dauerhaften Einnahme derselben zu keiner Überdosierung kommen, da sich die Vitaminmengen (teilweise weit) unter dem sog. „Tolerable Upper Intake Level" bewegen. Der „Tolerable Upper Intake Level" (die höchste tolerierte Tagesdosis) wurde von der EFSA (Europäische

Behörde für Lebensmittelsicherheit) festgelegt und gibt die Vitaminmenge an, die auch bei langfristiger täglicher Aufnahme keine Gesundheitsrisiken birgt. Es handelt sich also nicht einmal um Höchstmengen, sondern um sichere Obergrenzen für die lebenslange tägliche Aufnahme aus allen verfügbaren Quellen (Lebensmitteln, angereicherten Produkten und Nahrungsergänzungsmittel).

Die verabreichten Vitaminmengen bei der Vitamin-Therapie zur Verhinderung von Alzheimer erreichen bei Vitamin B6 und bei Folsäure lediglich 80 Prozent der EFSA-Obergrenze und bei Vitamin B 12 nur winzige 2,5 Prozent. Das heißt, selbst noch höhere Vitaminmengen könnten – laut EFSA – bedenkenlos täglich und ein Leben lang eingenommen werden.

Da viele Menschen heutzutage gerade mit Folsäure (Vitamin B9) unterversorgt sind und Studien auf die konkreten Zusammenhänge von Folsäuremangel mit der beschleunigten Entwicklung von Alzheimer hinweisen, gehört zu wichtigsten Alzheimer-Präventionsmaßnahmen in jedem Fall eine ausreichende Versorgung mit diesem Vitalstoff.

Dazu ist jedoch keine Vitaminpille nötig. Der Folsäurebedarf kann mit dem täglichen Verzehr der folgenden Lebensmittel üppig gedeckt werden: grüne Gemüse (Brokkoli, Grünkohl, Erbsen, Fenchel, Lauch, Rosenkohl und Spinat), Salate (Feldsalat, Endiviensalat, etc.) und Kräuter (z. B. Petersilie). Ganz besonders wichtig ist hier jedoch, dass Folsäure nicht nur hitze- und lichtempfindlich ist und dadurch bei jedem Koch- und Dünstvorgang größtenteils zerstört wird, sondern dass es außerdem schon allein während längerer Lagerzeiten bei Zimmertemperatur mengenmäßig abnimmt.

Aus diesem Grund sind insbesondere Salatliebhaber und Rohköstler von einem Folsäuremangel nicht betroffen.
(www.zentrum-der-gesundheit.de/vitaminb12-bei-demenz-ia.html)

Wie kann es zu erhöhten Homocysteinwerten kommen?

Einer der Hauptgründe für erhöhte Homocysteinwerte ist Vitaminmangel. Dieser kann durch entzündliche Darmerkrankungen oder Nierenerkrankungen hervorgerufen werden. Außerdem kann ein hoher Alkoholkonsum oder die Einnahme von Medikamenten (Cholesterinsenker, Magensäuretabletten und andere) zu einem Vitaminmangel führen.

Der Alkoholkonsum hat sich von 3,1 Liter reinem Alkohol pro Person im Jahr 1950 auf 10,2 Liter im Jahr 2003 erhöht. Zudem haben sich die Ernährungsgewohnheiten in den Industrienationen in diesem Zeitraum ebenfalls in eine Richtung verändert, die zu einem Anstieg dieses Wertes beitragen kann. Wird zuviel tierisches Eiweiß gegessen, kann dadurch das Homocystein im Körper erhöht werden. Der Fleischkonsum lag 1950 in Deutschland bei 26,2 Kilogramm pro Person. Bis zum Jahr 2008 hat er sich auf 62 Kilogramm erhöht. Im gleichen Zeitraum ist der Verbrauch wichtiger Vitamin B Lieferanten wie Vollkornprodukten, grünem Blattgemüse, Salaten und Kräutern ständig zurück gegangen. Anhand dieser Veränderungen lässt sich leicht nachvollziehen, dass sich der Homocysteinwert bei den meisten Menschen in den letzten Jahren erhöht hat.

Von der Medizin aufgeführte Risikofaktoren für eine Demenz-Erkrankung:

In medizinischen Berichten über die Demenz-Erkrankung werden fast immer die folgenden Punkte als Hauptrisikofaktoren einer Demenz-Erkrankung angegeben:

- Zuckerkrankheit (Diabetes mellitus Typ 2)
- Bluthochdruck
- erhöhte Blutfette bzw. Fettstoffwechselstörung

Können diese Krankheiten wirklich als **Ursache** für die Demenz-Erkrankung betrachtet werden?

Zuckerkrankheit (Diabetes mellitus Typ 2)

Es wurde nachgewiesen, dass Diabetiker ein höheres Risiko haben, an Alzheimer zu erkranken, als gleichaltrige Personen mit einem gesunden Zuckerstoffwechsel. Durch den erhöhten Blutzuckerspiegel wird von der Bauchspeicheldrüse mehr Insulin ausgeschüttet. Diese erhöhte Insulinmenge im Blut verschlechtert die Durchblutung und kann die Blutversorgung im Gehirn beeinträchtigen. Diese eingeschränkte Gehirndurchblutung stellt natürlich ein großes Risiko dar und kann auf Dauer dazu führen, dass Nervenzellen im Gehirn absterben. Kann man die Zuckerkrankheit aber deshalb als Risikofaktor für Demenz-Erkrankungen bezeichnen? Diabetes Typ 2, der ca. 90 Prozent der Diabeteserkrankungen ausmacht, ist nicht angeboren, sondern wird durch bestimmte Ursachen hervorgerufen. Die Hauptursachen, an Diabetes Typ 2 zu erkranken, sind **Bewegungsmangel, falsche Ernährung** und ein daraus resultierendes **Übergewicht.** Der Risikofaktor für die Demenz-Erkrankung ist daher nicht in der Zuckerkrankheit zu sehen, sondern in den Ursachen, die die Zuckerkrankheit ausgelöst haben. Durch eine falsche Lebensweise wird zuerst die Zuckerkrankheit verursacht, in deren Folge es dann zu weiteren Krankheiten, unter anderem eben auch zur Demenz-Erkrankung kommen kann.

Bluthochdruck:

Jeder zweite Erwachsene in Deutschland hat einen erhöhten Blutdruck. Bei den über Sechzigjährigen sind sogar zwei Drittel betroffen. Ein hoher Blutdruck zählt zu den Hauptrisikofaktoren für Herz-Kreislauf-Erkrankungen wie Herzinfarkt oder Schlaganfall. Im Gehirn kann es zu Mini-Hirnschlägen kommen, die vom Betroffenen nicht bemerkt werden. Das führt dazu, dass kleine Regionen im Gehirn nicht mehr durchblutet werden und absterben.
Prof. Dr. med. Bernhard Waeber Hypertonie-Spezialist am Universitätsspital Lausanne sagt: *„Heute wissen wir mit Sicherheit, dass Bluthochdruck ein Mitverursacher der Demenz ist."* Bluthochdruck wird in der Medizin aber immer noch mit Blutdrucksenkenden Medikamenten behandelt, die den Bluthochdruck aber nicht heilen. Medikamente zur Blutdrucksenkung wirken auf die glatte Muskulatur, sie führen praktisch eine künstliche Herzschwäche herbei, die den Blutdruck sinken läst. Auch bei körperlicher Anstrengung steigt der Puls nicht weniger stark, weil das Herz nicht mehr so schnell schlagen kann. Man kann das in etwa mit einem Drehzahlbegrenzer beim Auto vergleichen. Der Motor (das Herz) wird einfach in seiner Leistung begrenzt. Der Blutdruck wird durch diese Maßnahme zwar gesenkt, aber bestimmte Bereiche des Körpers werden dadurch auch schlechter durchblutet, dazu zählt im Besonderen auch das Gehirn. Die Blutdruckmittel wirken aber nicht nur auf die glatte Muskulatur des Herzens und der Blutgefäßwände, sondern sie schwächen auch die glatte Muskulatur in den Wänden des Magen- und Darmkanals. Das ist der Grund, warum viele Blut-

druckpatienten unter Verstopfung leiden.

Würden Sie freiwillig etwas einnehmen, das Ihr Herz, Ihren Magen und Ihren Darm schwächt und die Durchblutung ihres Gehirns verschlechtern kann? Die meisten Bluthochdruckpatienten tun das, weil sie über die Zusammenhänge nicht aufgeklärt werden.

Indem man nur das Symptom behandelt, aber nicht die Ursache, macht man sich die Patienten zu Dauerkunden.

Die Hauptursachen für Bluthochdruck sind vorrangig wieder in unserer Lebensweise zu suchen:

- Übergewicht
- Übermäßiger Alkoholkonsum
- Rauchen
- Stress
- Bewegungsmangel

Das sind die wahren Ursachen der Demenz-Erkrankung. Der hohe Blutdruck ist nur ein Zeichen unseres Körpers, dass etwas in unserer Lebensweise nicht stimmen kann. Wenn wir dieses Zeichen ständig ignorieren und den Blutdruck mit Medikamenten künstlich senken, dürfen wir uns nicht wundern, wenn unser Körper zu deutlicheren Zeichen greift und immer schlimmere Krankheiten nachfolgen lässt.

Erhöhte Blutfettwerte bzw. Fettstoffwechselstörung:

Es kann manchmal lange dauern, bis erhöhte Blutfettwerte Beschwerden verursachen. Mit der Zeit lagert sich aber immer mehr Cholesterin und Eiweiß an den Innenseiten der Gefäßwänden ab, wodurch das Blut nicht mehr ungehindert fließen kann und im ganzen Körper Durchblutungsstörungen auftreten können. Die Gefäßwände sind nicht mehr so dehnbar, sie werden starr, man spricht dann von einem arteriosklerotisch verändertem Blutgefäß. Das führt nicht nur zu Durchblutungsstörungen in den Beinen, sondern kann auch einen Herzinfarkt auslösen. Auch das Gehirn leidet unter der schlechten Durchblutung und der mangelnden Nährstoffversorgung. Im schlimmsten Fall kann es zu Schlaganfällen kommen, bei denen bestimmte Bereiche im Gehirn ganz von der Durchblutung abgetrennt sind. Diese verschlechterte Durchblutung und mögliche kleinere Schlaganfälle sind die Hauptursache der vaskulären Demenz. Wenn man die erhöhten Blutfettwerte deshalb aber als Risikofaktor für Demenz-Erkrankungen bezeichnet, macht man es sich zu einfach. Erhöhte Blutfettwerte werden in erster Linie durch eine falsche Lebensweise verursacht. Die Hauptursachen für eine Fettstoffwechselstörung sind:

- Übergewicht
- Zu fett- und cholesterinreiche Ernährung
- Zu viele gesättigte Fette
- Zu wenig Ballaststoffe
- Bewegungsmangel
- Stress

Wenn diese Ursachen nicht abgestellt werden, können sie auf Dauer über eine Erhöhung der Blutfettwerte zu Demenz-Erkrankungen führen. Man sollte die veränderten Blutwerte als Warnhinweis sehen, seine Lebensweise zu überdenken und ihnen nicht die Schuld für eine mögliche Demenz-Erkrankung in die Schuhe schieben.

Im Grunde sind es nur einige wenige Risikofaktoren wie falsche Ernährung, Übergewicht, Bewegungsmangel, Rauchen und Stress.
Diese Risikofaktoren führen zu Krankheiten wie Diabetes Typ 2, Bluthochdruck und Fettstoffwechselstörungen.

Obwohl diese Krankheiten im Laufe der Zeit dann andere Krankheiten bis hin zur Demenz-Erkrankung nach sich ziehen, sind sie aber nicht die grundsätzliche Ursache der Demenz-Erkrankung.

Durch das Vermeiden der Risikofaktoren, die Zuckerkrankheit, Bluthochdruck und erhöhte Blutfettwerte auslösen, kann man auch das Demenzrisiko stark verringern. Wenn die Ärzte bei den ersten Anzeichen eines erhöhten Blutzuckers, eines erhöhten Blutdrucks oder veränderter Blutfettwerte sofort Klartext mit den Patienten reden würden um ihnen die weit reichenden Auswirkungen ihrer Lebensweise zu verdeutlichen, könnten diese Krankheiten und die daraus folgenden Krankheiten wie Herzinfarkt, Schlaganfall, Krebs und Demenz zu einem großen Teil vermieden werden. Ziel unseres so genannten „Gesundheitssystems" ist es aber nicht, Patienten aufzuklären und zu einer gesünderen Lebensweise zu motivieren, sondern vielmehr die Werte von Blutzucker, Blutdruck und Cholesterin mit Hilfe von Medikamenten in bestimmten Grenzbereichen zu halten und dem Patienten damit eine trügerische Sicherheit vorzugaukeln.

Die Plaques Theorie:

Im Jahr 1901 wurde Auguste Deter von ihrem Mann zu Dr. Alois Alzheimer in die Klinik gebracht. Sie litt unter Orientierungsschwierigkeiten, konnte einfachste Hausarbeiten nicht mehr erledigen und versteckte Gegenstände. Als Auguste 1906 starb, untersuchte Dr. Alzheimer ihr Gehirn. Er fand große Bereiche abgestorbener Nervenzellen und viele Eiweißablagerungen, die so genannten Plaques.

Seit dem gingen die Forscher davon aus, dass die Alzheimer-Krankheit durch diese Ablagerungen im Gehirn verursacht wird. Diese Theorie gerät seit einiger Zeit aber immer mehr ins wanken, wie die folgende Studie zeigt.

Die Nonnenstudie:

Die Studie wurde an der Kentucky Universität durchgeführt. Sie lief ab 1986 mit der Beteiligung von etwa 600 amerikanischen katholischen Nonnen im Alter von 76 bis 107 Jahren.

Der Neurologe David Snowdon von der Universität Kentucky hatte in den 1990er-Jahren eine Idee: Alte Menschen, die alle sehr ähnlich leben, wären ideal, um Alzheimer zu erforschen. Snowdon überzeugte schließlich Nonnen eines US-amerikanischen Ordens davon, bei seiner Studie mitzumachen. Der Forscher begleitete die Nonnen über viele Jahre und testete dreimal pro Jahr ihre geistigen Fähigkeiten. Doch das war nicht alles. Sein Forscherteam durfte auch nach dem Tod die Gehirne der Nonnen auf Anzeichen von Alzheimer untersuchen.

Bei manchen Nonnen war alles wie erwartet: Sie hatten zu Lebzeiten Alzheimer-Symptome und in ihren Gehirnen fanden die Forscher die entsprechenden Ablagerungen.

Doch bei anderen Nonnen grenzte das Untersuchungsergebnis an ein medizinisches Wunder: Einige hatten ein Gehirn, das nach der offiziellen medizinischen Klassifikation den Demenzgrad sechs aufwies – und damit das absolute Alzheimer-Endstadium. Doch diese Nonnen waren zu Lebzeiten topfit gewesen. Die Tests zeigten keinerlei Einbußen ihrer geistigen Leistungen.

Ein Ergebnis von Snowdons Nonnenstudie ist: Die Anzahl der Eiweißablagerungen im Gehirn, der sogenannten Plaques, sagt nur wenig aus über das Ausamß des geistigen Verfalls. Rund ein drittel der Nonnen, die Alzheimergehirne im fortgeschrittenem oder sogar Endstadium besaßen, zeigten zu Lebzeiten keine Symptome. Umgekehrt waren manche Nonnen dement, hatten aber ein Gehirn fast ohne krankhafte Ablagerungen. Damit gerät die gesamte Plaque-Theorie ins wanken. Denn die besagt, dass jene rundlichen Ablagerungen die eigentliche Ursache für die Zerstörung von Nervenzellen sein sollen. Klar ist aber jetzt: Es müssen noch andere Faktoren bei der Entstehung von Alzheimer eine wesentliche Rolle spielen.

(www.wdr.de Suchbegriff: Nonnenstudie)

Ergebnisse aus der Nonnenstudie:

Schwester Mathia:

Sie war eine hochbegabte Frau und hatte zu Lebzeiten keinerlei Anzeichen von Demenz. Als man jedoch nach ihrem Tode ihr Gehirn untersuchte, dann war dies mit Plaques übersäät.

Schwester Bernadette:

Schwester Bernadette starb im Kloster im Alter von 85 Jahren. Sie war eine Intellektuelle und noch bis kurz vor ihrem Tode blitzgescheit. Auch ihr Gehirn war voller Plaques, als man es nach ihrem Tode aufschnitt.

Der Schachspieler Richard Reveral:
Er konnte sich zu Lebzeiten bis zu acht Schachzüge beim Spiel im voraus merken. Eine schier übermenschliche Leistung. Auch sein Gehirn war voller Plaques, als man es nach seinem Tode aufschnitt.

Wissenschaftler vermuten inzwischen, dass nur etwa zehn Prozent der Alzheimer-Erkrankungen durch Plaques verursacht werden, woher kommen dann die anderen neunzig Prozent?
Der Alzheimerforscher Prof. Pat McGeer hat Entzündungen im Gehirn von Alzheimer Mäusen gefunden. Er ging dem Verdacht nach, dass Entzündungen im Gehirn die Ursache von Alzheimer sein könnten. Er kontaktierte alle großen Rheumakliniken weltweit mit dem Ergebnis:
Fast kein Alzheimer in Rheumakliniken! Rheumapatienten erkranken sechsmal weniger an Alzheimer!
Haben also starke Rheumamedikamente die Alzheimer Krankheit verhindert?
An der Universität von Göttingen hat man ähnliche Entdeckungen gemacht.
Man züchtete Alzheimer Mäuse und mischte diesen ein starkes entzündungshemmendes Mittel ins Futter. Ergebnis: Die Mäuse verhielten sich nach geraumer Zeit genauso, wie ihre Artgenossen, die kein Alzheimer hatten.
Hatten die Rheumamedikamente also die Alzheimer Krankheit sogar rückgängig gemacht?
Thomas Bayer, Alzheimerforscher an der Universität Göttingen ist überzeugt: *„Plaques sind nicht die eigentliche Ursache der Alzheimer Krankheit. Es sind Ablagerungen in den Zellen selber zu erkennen, diese führen zum Zelltod und schließlich zur Demenz".*
(www.youtube.com/watch?v=tcvT5oOpSLk)

Prof. Pat McGeer möchte in weiteren Studien untersuchen, wie entzündungshemmende Rheumamedikamente das Alzheimer-Risiko beeinflussen. Er findet aber weltweit keinen Konzern, der bereit ist, solche Studien zu finanzieren. Der Grund: Entzündungshemmende Medikamente sind bereits genügend auf dem Markt, sie können nicht mehr patentiert werden. Bei weltweit möglicher Weise 30 Millionen Alzheimer Patienten haben die Pharmakonzerne nur ein einziges Ziel: Ein neues Medikament, das patentierbar ist und dadurch riesige Umsätze verspricht. Die Wirkung am Patienten ist dabei eher zweitrangig.

Die gebräuchlichen Alzheimer Medikamente zielen alle darauf ab, die Plaques aus dem Gehirn zu entfernen. Wenn diese Plaques aber gar nicht die wahre Ursache der Alzheimer Krankheit sind, dann erklärt das auch, warum diese Medikamente mehr oder weniger wirkungslos sind. In den letzten Jahren wurde sehr stark geforscht, um mit einer Impfung die Ablagerungen im Gehirn aufzulösen. Das Kuriose daran war, dass mit einer Impfung die Plaques tatsächlich verschwanden, nur an den Alzheimer-Symptomen der Patienten hat sich dummerweise nichts geändert.

Um ein neues Medikament zu entwickeln, vergehen meist viele Jahre. Bevor das Medikament für Patienten zugelassen wird, benötigt man noch mal etliche Jahre für die Testphase. Wenn sich im Laufe dieser Jahre herausstellt, dass die ursprüngliche Theorie, auf der die gesamten Forschungen aufgebaut waren, falsch ist, bedeutet das für die Pharmakonzerne Verluste in Millionenhöhe. Sie werden also ihre Forschungen nicht sofort den neuesten Erkenntnissen anpassen, sondern halten immer noch an der Plaques-Theorie fest. Alzheimer Patienten bekommen deshalb weiterhin im Grunde nutzlose Medikamente, teilweise mit starken Nebenwirkungen, von denen man bereits weiß, dass sie auf die falsche Ursache abzielen und deshalb gar keine positive Wirkung haben können.

Was können wir von der Forschung in Zukunft erwarten?

Prof. Beyreuther auf die Frage nach wirksamen Alzheimer Medikamenten: *„Wir haben zwar versucht, die von uns entwickelten Antikörper für eine Impfung gegen Plaques einzusetzen. Andere Forschungsgruppen sahen bei ihren Impfungen starke Nebenwirkungen. Daher glaube ich heute nicht mehr daran, dass eine Impfung funktionieren wird. Auch wirksame Alzheimer Medikamente sind in weiter Ferne. Hier gab es seit Jahren fast nur Rückschläge".*

Allein zwischen 2004 und 2008 wurden 73 Projekte gestoppt – weil die Nebenwirkungen zu groß waren oder weil die Medikamente keine Wirkung zeigten.

Zu den bereits vorhandenen Alzheimer Medikamenten Aricept, Exelon, Ebixa und Reminyl sagt Beyreuther:

„Sie halten den Krankheitsverlauf jedenfalls nicht auf, sondern verbessern nur die Befindlichkeit. Damit machen sie Angehörigen und Pflegern den Umgang mit den Patienten angenehmer und senken die Pflegekosten. "

(www.wiwo.de/technologie/medizin-alzheimer.../5224508-4.html)

Überlegen sie einmal, wie oft in den letzten Jahren der Durchbruch in der Krebsforschung angekündigt wurde. Die Krebserkrankungen nehmen aber ständig zu. Mittlerweile rechnet man sogar damit, dass Krebs zur häufigsten Todesursache werden könnte und damit sogar noch vor den Herz-Kreislauf-Erkrankungen liegen würde. Genau so wie die Krebs-Erkrankungen werden auch die Demenz-Erkrankungen nicht durch ein Medikament oder eine Impfung heilbar sein.

Der logische Menschenverstand müsste uns eigentlich sagen, dass man 20 oder noch mehr Jahre falsche Ernährung, Bewegungsmangel, Rauchen usw. nicht mit einer Pille oder einer Spritze wieder beheben kann.

Wer hat Interesse daran, dass sie körperlich und geistig fit bleiben?

Die Pharmaindustrie?

Die Pharmaindustrie ist ein Wirtschaftszweig der, wie alle anderen auch, auf Gewinnmaximierung ausgelegt ist. Für sie ist es wichtig, jährlich neue Rekordumsätze zu verbuchen, um ihre Aktionäre bei Laune zu halten. Das funktioniert natürlich nicht, wenn sich zu viele Menschen gesund ernähren und ausreichend bewegen würden. Die beiden Haupteinnahmequellen der Pharmakonzerne sind Medikamente und Impfungen. Das Ziel dieser Konzerne kann demzufolge nicht sein, ihnen Möglichkeiten zu vermitteln, wie man das Risiko einer Demenz-Erkrankung durch gesunde Lebensweise senken kann. Für die Pharmakonzerne bedeuten die Prognosen der zunehmenden Demenz-Erkrankungen in den nächsten Jahren riesige Umsatzmöglichkeiten. Sie arbeiten fieberhaft daran, einen Impfstoff oder ein Medikament gegen Demenz-Erkrankung zu finden. Mit einem Impfstoff könnte man vorsorglich schon einmal einen Großteil der Bevölkerung impfen, was für die Pharmakonzerne einen sofortigen Millionenumsatz bedeuten würde. Mit einem Medikament könnte man die an Demenz erkrankten Personen zu lebenslangen Dauerkunden machen.

Das Ziel der Pharmaindustrie wird niemals sein, die Menschen möglichst gesund zu erhalten. Das Ziel ist, möglichst viele Menschen zu Kunden zu machen. Und Kunde der Pharmaindustrie sind Sie nur, wenn Sie krank sind.

Der Gesundheitsminister und die Politiker?

Für Politiker müsste es eigentlich von großem Interesse sein, die Zunahme von Demenz-Erkrankungen möglichst gering zu halten. Erstaunlicherweise diskutieren sie aber nur darüber, wie man die Pflege der wachsenden Zahl von Demenzkranken finanzieren kann. Die Politiker haben in ihrem Amtseid geschworen, dass sie ihre Kraft dem Wohle des deutschen Volkes widmen und Schaden von ihm wenden wollen. Das Wohl des deutschen Volkes wäre aber, wenn man alles versucht um möglichst viele Demenz-Erkrankungen zu vermeiden. Hat der Gesundheitsminister vielleicht noch nichts von den Studien gehört, die bewiesen haben, dass man mit der richtigen Lebensweise das Risiko einer Demenz-Erkrankung um weit über die Hälfte verringern kann? Bereits 1994 hat die Weltgesundheitsorganisation (WHO) und der Weltverband für Sportmedizin (FIMS) die *Kölner Deklaration* verfasst. Das ist ein Schreiben, in dem dargelegt wurde, wie es auf Grund von Bewegungsmangel zu einer Zunahme so genannter Zivilisationskrankheiten kommt. Ebenso wurden in dem Schreiben Möglichkeiten und Vorschläge erläutert, wie man mit regelmäßiger körperlicher Aktivität diesen Krankheiten entgegen wirken kann. Dieses Schreiben wurde dann 1995 von Genf aus an alle Regierungen der Erde versandt. Verantwortungsvolle Politiker sollten also die Risikofaktoren für eine Demenz-Erkrankung kennen. Sie treffen ihre Entscheidungen aber nicht nach bestem Wissen und Gewissen, sondern werden in ihren Entscheidungen von den Lobbys der Pharmaindustrie stark beeinflusst und teilweise sogar unter Druck gesetzt.

Das folgende Interview mit dem früheren Gesundheitsminister Horst Seehofer wurde nach dem Scheitern der Positiv Liste für Arzneimittel geführt.

Reporter:
„Heißt das denn, dass die Pharmalobby so stark war gegen die Politik und Sie dann zurückziehen mussten?"
Horst Seehofer:
„Ja, das ist so seit 30 Jahren bis zur Stunde, dass sinnvolle strukturelle Veränderungen auch im Sinne von mehr so-

zialer Marktwirtschaft im deutschen Gesundheitswesen nicht möglich sind wegen des Widerstands der Lobbyverbände. Ich kann Ihnen nur beschreiben, dass es so ist und dass es so abläuft und zwar sehr wirksam."

Reporter:

„Aber es kann doch nicht sein, dass die Industrie stärker ist als die Politik. Letzten Endes muss es doch heißen, die Politik muss sagen nein, so geht´s nicht."

Horst Seehofer:

„Ja, ich kann Ihnen nicht widersprechen."

Zu teuere oder nutzlose Medikamente müssen weiterhin von den Kassen bezahlt werden, weil es die Pharmalobby so wünscht.

(YOU TUBE Horst Seehofer Interview über die Pharmalobby)

Die Medien?

Für die Medien wäre es sehr leicht, die Informationen, die sie mit diesem Buch erhalten haben, in die Wohnzimmer der Nation zu bekommen. Aber haben Sie in der Zeitung schon einmal etwas über diese Studien gelesen? Wie viele Berichte darüber erscheinen im Fernsehen? Bevor ich dieses Buch geschrieben habe, habe ich einer deutschen Tageszeitung angeboten, einen Bericht darüber zu veröffentlichen, wie man das Demenz-Risiko verringern kann. Die verantwortliche Person zeigte sich zuerst auch sehr interessiert, worauf ich ihr die ganzen Informationen zukommen lies. Ein Bericht in der Zeitung ist aber bis heute nicht erschienen.

Das liegt daran, dass die so genannte Pressefreiheit sehr stark durch die Industrie (auch die Pharmaindustrie) beeinflusst und kontrolliert wird. Die verschiedenen Industriezweige geben sehr viel Geld für Werbung aus. Die Medien überlegen es sich deshalb sehr gut, ob sie sich einen Werbekunden, der ihnen mehrere hunderttausend Euro im Jahr einbringen kann, durch einen Bericht vergraulen, der diesem Kunden möglicherweise nicht ins Konzept passt. Die Konzerne brauchen dabei nicht einmal Druck auf die Medien auszuüben. Dadurch, dass sie ihre Werbung ganz gezielt einsetzen, kontrollieren sie, was in den Medien veröffentlicht wird.

Die Medien werden so stark von den Sponsoren und geldgebenden Unternehmen beeinflusst, dass sogar die Weltnachrichten zu bloßen Meinungsartikeln verkommen. Bereits 1880 wurde John Swinton, der für die New York Times schrieb, mit den Worten zitiert: *„Die Aufgabe der Journalisten ist es, die Wahrheit zu unterdrücken... Wir sind Werkzeuge und Vasallen der reichen Männer hinter den Kulissen".* Dieser Eindruck besteht bis heute. (5)

Über 80 Prozent aller Nachrichten sind negative Nachrichten. Für die Medien sind anscheinend nur schlechte Nachrichten gute Nachrichten. Wenn man aber den Menschen immer wieder sagt, dass das Demenz-Risiko im Alter stark ansteigt, schürt man damit nur die Angst. Wenn jemand beim Frühstück in der Zeitung liest, wie stark die Demenz-Erkrankungen zunehmen werden und er eine Stunde später seinen Autoschlüssel nicht gleich findet, ist meistens der erste Gedanke: *„Geht es jetzt bei mir auch schon los?"* Aber genau diese Angst ist schlecht für unser Gehirn. Wenn wir dauernd negative Nachrichten aufnehmen und sich dadurch eine permanente unterschwellige Angst entwickelt, erhöhen wir genau dadurch das Risiko an Demenz zu erkranken. Natürlich gibt es viel Leid und viel Negatives auf der Welt. Wenn wir aber durch die ständigen Negativnachrichten selber ängstlich und negativ werden, können wir kaum zu einer Verbesserung dieser Situation beitragen. Wenn Sie Ihr Leben einmal ganz objektiv betrachten, werden die meisten feststellen, dass es viel mehr positive als negative Aspekte in Ihrem Leben gibt. Konzentrieren Sie sich auf das Positive in ihrem Leben, Ihr Gehirn wird es Ihnen danken.

Die Banken?

Sie fragen sich vielleicht, was Banken mit Demenz-Erkrankung und Pflegebedürftigkeit zu tun haben. Ist Ihnen schon einmal aufgefallen, wie viele Pflegeheime zur Zeit gebaut werden? Es gibt viele Investoren, die in den Prognosen zur Demenz-Entwicklung große Gewinnmöglichkeiten sehen. Die neuen Pflegeheime werden meistens von Banken finanziert, die auch Kleinanlegern die Möglichkeit bieten, ihr Kapital in Pflegeheime oder Wohnungen für betreutes Wohnen zu investieren. Diese Geldanlagen bieten meistens sogar eine sehr gute Verzinsung. Diese Rechnung kann aber nur aufgehen, wenn sich die Demenzprognosen auch erfüllen und die Heime irgendwann voll sind. Sollte sich plötzlich ein Großteil der Menschen für eine gesündere Legensweise entscheiden und sich dadurch die Zahl der zukünftigen Demenz-Erkrankungen nur um 10 oder 20 Prozent verringern, wäre das für manche Personen eine finanzielle Katastrophe. Aus diesem Grund haben auch Banken, die ebenfalls einen sehr großen Einfluss in unserer Gesellschaft haben, kein Interesse daran, dass sich die Zahl der Demenzkranken verringert.

Ihr Arzt?

Ich bin überzeugt, dass die meisten Ärzte Tag für Tag sehr gute Arbeit leisten und um das Wohl ihrer Patienten bemüht sind. Aber auch Ärzte müssen ihre Praxis nach wirtschaftlichen Gesichtspunkten führen. Auch Ihr Arzt hat eine Familie, ein Haus, ein Auto und Hobbys, was alles Geld kostet. Ihr Arzt verdient nichts an Ihnen, wenn Sie gesund sind. Auch wenn Ihr Arzt die Risikofaktoren der Demenz-Erkrankung kennt und sich die Zeit nimmt, Ihnen diese zu erklären, verdient er daran nichts. Er verdient nur dann, wenn er Sie behandeln oder Ihnen ein Medikament verschreiben kann. Die meisten Ärzte wissen zudem sehr wenig über die Risikofaktoren und den Möglichkeiten, mit denen man das Demenzrisiko reduzieren kann, da sie das nie gelernt haben. Was die Ärzte an den Universitäten lernen, wird sehr stark durch die Pharmaindustrie mitbestimmt und deren Hauptinteresse ist, dass die Patienten mit ihren Medikamenten behandelt werden. Sie haben absolut kein Interesse daran, dass Ärzte lernen wie man Krankheiten vorbeugen oder vermeiden kann.

Sie selbst?

Letzt endlich bleibt nur eine einzige Person übrig, die ein echtes Interesse daran haben kann, dass Sie geistig und körperlich gesund bleiben – Sie selbst. Die Informationen, die Sie dazu brauchen sind vorhanden, in Form von diesem oder anderen Büchern oder über das Internet. Aber diese Informationen werden Sie nicht in den 20 Uhr Nachrichten hören, Sie müssen sich selber darum kümmern, diese zu erhalten. Wenn Sie das Wissen über diese Möglichkeiten haben, sollten Sie bereit sein für Veränderungen. Wenn Sie dann ihre Lebensweise ändern wollen, müssen Sie auch bereit sein gegen den Strom der großen Masse zu schwimmen. Das mag für den einen oder anderen am Anfang schwer sein, aber die Bemühungen stehen in keinem Verhältnis zu dem Erfolg und dem Lebensgewinn, den man langfristig dadurch erfährt.

Ist die Demenz-Erkrankung eine Alterskrankheit?

Demenzerkrankungen treten zwar überwiegend erst im höheren Lebensalter auf, kann man sie deshalb aber als Alterskrankheit bezeichnen?

Ob man an Demenz erkrankt, hat kaum etwas mit den Lebensjahren zu tun, sondern viel mehr mit den Ursachen, die diese Krankheit auslösen und diese Ursachen liegen überwiegend in unserer Lebensweise.

- Es ist der Bewegungsmangel, der sich durch die Industriealisierung in den letzten 100 Jahren, bis zum heutigen Tag, immer mehr verstärkt hat.
- Es sind die Zusatzstoffe in industriell hergestellten Nahrungsmitteln, die ein nie da gewesenes Ausmaß erreicht haben.
- Es ist eine Ernährung mit zuviel tierischen Produkten und zu wenig Obst und Gemüse.
- Es ist die Masttierhaltung, die uns mit Omega 6 Fettsäuren überschwemmt und Omega 3 Fettsäuren immer mehr verdrängt, wodurch Entzündungen im Körper gefördert werden.
- Es ist der Stress in unserer Leistungsgesellschaft, der kaum noch Zeit läst für Regeneration, Entspannung und Wachstum von Körper und Geist.
- Es ist die innere Leere, weil trotz hunderten von Facebook Freunden die realen menschlichen und sozialen Kontakte fehlen.

Aus all diesen Gründen ist die Demenzerkrankung keine Alterskrankheit sondern eindeutig eine Zivilisationskrankheit. Wir können das Rad der Zeit natürlich nicht einfach zurück drehen, aber jeder kann die aufgeführten Punkte mehr oder weniger stark selber beeinflussen. Wir werden zwar Zusatzstoffe in unseren Nahrungsmitteln nie mehr ganz vermeiden können. Auch ein absolut stressfreies

Leben wird für die meisten nicht realisierbar sein. Mit einer bewussteren Lebensweise können wir das Alles aber auf ein vertretbares Minimum reduzieren und dadurch die Zunahme der Demenzerkrankungen verhindern.

Altersdemenz oder Altersweisheit?

Die meisten von uns würden im Alter gerne eine gewisse Weisheit erreichen. Man wird aber nicht weise, nur weil man alt wird, genau so wenig, wie man dement wird, nur weil man alt wird.

Die Indianer haben die Lebensabschnitte des Menschen den Jahreszeiten zugeordnet.

Frühling steht für die Jahre von der Geburt bis zum Ende der Kindheit.

Sommer steht für die Jahre der Jugend bis ins Erwachsenenalter.

Herbst steht für steht für die Jahre der Reife und des Erntens der Früchte unserer Bemühungen.

Winter steht für die Jahre des physischen Abbaus, aber auch der **Entwicklung von Weisheit**, die wir aus den Lektionen unserer Lebenserfahrung gewonnen haben.

(7 Kenneth Meadows: *„Das Natur-Horoskop"*)

Jeder von uns kann im Alter einen gewissen Grad von Weisheit erreichen. Das ist weder abhängig von der Schulbildung noch von der sozialen Rangstellung. Es ist vielmehr das Ergebnis einer lebenslangen Neugierde und eines lebenslangen Lernens. Wer glaubt, nach der Schule ist das Lernen vorbei, wird sicher nie irgendwelche Weisheit erreichen. Wobei das sogenannte Pauken in der Schule nicht das gleiche ist wie Lernen. Wenn wir etwas nur lernen, um es bei einer Prüfung abrufen zu können, ist das nicht das gleiche, wie wenn wir etwas lernen, weil es uns interessiert und weil wir es gerne machen.

Auch wer dreieinhalb Stunden am Tag vor dem Fernseher

sitzt, was dem bundesdeutschen Durchschnitt entspricht, hat schlechte Chancen.

Es gibt viele Beispiele von Menschen, die im höchsten Lebensalter auch ihren höchsten Wissensstand erreicht haben.

Johann Wolfgang von Goethe schrieb den letzten Teil des „Faust" im Alter von 80 Jahren.

Dr. Norman W. Walker schrieb sein letztes Buch im Alter von 113 Jahren.

Thomas A. Edison erfand erst im Alter von über 60 Jahren die Glühbirne.

Ein Baum wächst, so lange er lebt. Wenn er nicht mehr wächst, beginnt er zu sterben. Genau wie unser Gehirn.

Zum Abschluss:

Sie haben jetzt viele Fakten erhalten, die Ihnen die Angst vor Demenz sicher ein wenig genommen haben. Demenz-Erkrankung wird nicht durch das Alter, sondern wie die meisten anderen Krankheiten auch, in erster Linie durch Risikofaktoren und durch die Lebensweise ausgelöst. Wenn wir die besprochenen Punkte einigermaßen umsetzen, besteht eigentlich nur noch ein relativ kleines Restrisiko an Demenz zu erkranken.

Aber warum ist von diesen Informationen so wenig bekannt?
Warum glauben die meisten Menschen immer noch, dass das Alter die Hauptursache für Demenz-Erkrankung ist?
Warum bezahlt man Wissenschaftler wie Prof. Beyreuther, Prof. Hollmann oder andere für Forschungsarbeiten über Alzheimer, zeichnet sie dann mit allen möglichen Ehrungen bis hin zum Bundesverdienstkreuz aus, wenn man von den Forschungsergebnissen dann aber absolut nichts umsetzt?

Sehen wir uns noch einmal die Aussagen der Wissenschaftler an:

„Demenz ist nicht nur Schicksal, sondern wird stark durch unsere Lebensweise beeinflusst."
(Prof. Dr. Johannes Schröder)

„Die Ernährung ist wahrscheinlich die ganz entscheidende Komponente bei Alzheimer."
(Prof. Konrad Beyreuther)

„Wir sind heute der Meinung, dass Vitaminmangel eines der entscheidenden Probleme bei der Entstehung der Alzheimer-Krankheit ist."
(Prof. Konrad Beyreuther)

„Mit an Sicherheit grenzender Wahrscheinlichkeit kann man mit dem Faktor Bewegung Alzheimer und andere Formen von Demenz verhindern. "
(Prof. Dr. Wildor Hollmann)

Und was lesen oder hören wir in den Medien?

„Hauptrisikofaktor für eine Demenz ist das hohe Lebensalter. "
(Wikipedia)

„Alter ist das größte Risiko an Demenz zu erkranken. "
(Arte 07.07.2011 Medizin im 21. Jahrhundert)

„Mit steigender Lebenserwartung steigen auch die Demenzerkrankungen. "
(heute-gesund-leben.de)

„Tickende Zeitbombe Demenz - das ist der Preis für Langlebigkeit. "
(PNP 28.02.2011)

Kaum eine Meldung über Bewegungsmangel, falsche Ernährung oder Vitaminmangel. Der Grund für die steigende Zahl der Demenz-Erkrankungen wird einzig und allein auf das Alter geschoben.

Die Medien wollen uns anscheinend einreden, dass wir an Demenz erkranken, weil wir älter werden, so als wäre das mehr oder weniger eine natürliche Begleiterscheinung des Alterungsprozesses.

Glauben Sie wirklich, dass die Natur es so vorgesehen hat, dass ein alter Mensch Windeln tragen muss, sich nicht mehr orientieren kann, dass er seinen Namen vergisst und seine Kinder nicht mehr erkennt? Es wäre doch ein Armutszeugnis, gewissermaßen auch ein Armutszeugnis für die Natur, wenn gerade der Mensch, die angebliche Krönung der Schöpfung in so einem Jammertal enden sollte.

Vielleicht ist es aber auch so, dass die Demenz-Erkrankung die Quittung der Natur dafür ist, dass der Mensch jahrzehntelang gegen seine Natur gelebt hat. Dann können wir aber nicht die Natur dafür verantwortlich machen, sondern müssen die Verantwortung wieder bei uns selber suchen.

Was die Natur sicher nicht vorhersehen konnte ist, dass die Menschen sich einmal so wenig bewegen und sich so artfremd ernähren werden.

Wir können nicht erwarten, dass diese drastischen Veränderungen in unserer Lebensweise spurlos an uns vorübergehen.

Und trotz allem ist die Natur im Grunde genommen immer noch sehr großzügig, vielleicht sogar zu großzügig. Wenn ein Mensch im Alter von 70 Jahren die ersten Anzeichen einer Demenz bei sich bemerkt, dann hat das Absterben der Nervenzellen im Gehirn schon ca. 20 Jahre früher begonnen. Erst wenn von den 100 Mrd. Nervenzellen 20 bis 25 Mrd. abgestorben sind, treten die ersten Ausfallerscheinungen auf. Das heißt, es können pro Tag ca. 3 Millionen Nervenzellen absterben und das Gehirn bleibt trotzdem noch 20 Jahre lang voll leistungsfähig.

Die Natur gibt uns praktisch 20 Jahre lang die Chance, unsere Lebensweise zu überdenken und gegebenenfalls zu korrigieren — es liegt nur an uns, ob wir diese Chance nutzen.

Die Politik hat zwar das Problem erkannt, sie unternimmt auch alles, um die Pflege der wachsenden Zahl der Demenzkranken zu finanzieren, aber man unternimmt nichts, um diese Zahl zu reduzieren.

Ich bin mir absolut sicher, dass die Zahl der Demenzkranken nicht ansteigen müsste, im optimalen Fall könnten wir sie sogar reduzieren.

Das Ergebnis des Barmer Pflegereports müsste also dementsprechend lauten: Jeder dritte Mann und jede zweite Frau muss damit rechnen, im Laufe ihres Lebens dement zu werden, wenn wir unsere Lebensweise nicht ändern.

Zwischen dem Wissen, das Sie jetzt haben und dem Umsetzen liegen aber oft Welten.

Eingefahrene Gewohnheiten zu ändern ist nie einfach. Es geht auch nicht darum, von heute auf morgen alles anders zu machen. Es geht vielmehr darum, wieder kritischer zu werden und nicht alles, was uns die Nahrungsmittelindustrie auftischt zu schlucken.

Wenn Sie sich ab jetzt jeden Tag nur 5 bis 10 Minuten Gedanken über Ihre Ernährung und Ihre Lebensweise machen, dann werden Sie für das Thema sensibler. Dadurch werden Sie einerseits schrittweise bei Ihrer Ernährung etwas ändern und sich andererseits ein wenig mehr bewegen. Das sind zwar immer nur kleine Veränderungen, die auf lange Sicht aber viel bewirken können. Und das Beste daran ist, Sie werden schnell merken, dass es sogar Spaß macht sich ganz bewusst mit seiner Ernährung und seiner Lebensweise zu befassen und es nichts mit Verzicht und Einschränkung zu tun hat, sondern das Leben sogar bereichert. Sie werden merken, was für ein gutes Gefühl es ist, nicht mehr alles kritiklos zu konsumiert, was uns die Werbung eintrichtern will, sondern wenn man selbst Entscheidungen trifft.

Anfang des Jahres 2011 haben sich die meisten Menschen in Deutschland doch mehr Gedanken darüber gemacht, ob der neue Treibstoff E 10 möglicherweise ihrem Auto schadet, anstatt auch nur ein einziges Mal darüber nachzudenken, was vielleicht ihrer Gesundheit schadet.

Noch ein Gedanke zum Schluss:

Stellen Sie sich einmal vor, die Kleidung, die Sie jetzt an Ihrem Körper tragen, ist die einzige Kleidung, die Sie für den Rest Ihres Lebens besitzen werden (ich weiß, für Frauen ist dieser Gedanke besonders unerträglich). Wie sorgfältig würden Sie diese Kleidung wohl pflegen, wie regelmäßig würden Sie Ihre Schuhe putzen? Wahrscheinlich würden Sie Bücher darüber lesen, wie man bestimmte Stoffe am schonendsten waschen kann. Und bestimmt wären Sie ein Experte in Sachen Schuhpflegemittel.

Aber ich kann Sie beruhigen, Sie werden noch viele Kleidungsstücke tragen und Sie werden sich noch viele Schuhe kaufen. Das Einzige, womit Sie bis an Ihr Lebensende auskommen müssen, was man nicht austauschen kann, ist Ihr Körper. Und in welchem Zustand, sowohl in körperlicher, wie auch in geistiger Hinsicht, dieser in 10, in 20 oder in 30 Jahren ist, das entscheidet sich zu einem sehr großen Anteil durch Ihre heutige Lebensweise.

Ob Sie mit 75 Jahren mit dem Rennrad oder mit dem Rollator unterwegs sind, liegt heute in Ihrer Hand.

In diesem Sinne wünsche ich Ihnen, dass Sie für sich die richtige Entscheidung treffen.

Wie kann ich vorbeugen?

- Für regelmäßige Bewegung sorgen, mindestens dreimal pro Woche eine Stunde.
- <u>Täglich</u> frisches Obst und Gemüse essen.
- Fertiggerichte, Fast Food, Chips und dergleichen meiden.
- Fleisch- und Wurstwaren reduzieren.
- Hochwertige Öle verwenden (Leinöl, Olivenöl, Kokosöl)
- Genügend Wasser trinken

Was man sonst noch tun kann:

- Gerstengras trinken (oder Gerstengraskapseln)
- Ein- bis zweimal im Jahr eine Sauerstoff-Mehrschritt-Kur machen.
- Neugierig bleiben, neue Herausforderungen suchen.

Wenn Sie die aufgeführten Informationen einigermaßen in Ihrem Leben umsetzen, kann dadurch Ihr Risiko an Demenz zu erkranken stark reduziert werden. Sie werden aber noch weitere Vorteile von Ihrer veränderten Lebensweise haben:

- Das Risiko an Krebs zu erkranken wird sich verringern
- Das Risiko einer Herz-Kreislauf-Erkrankung wird sich verringern
- Ihr Immunsystem wird gestärkt
- Sie werden leistungsfähiger
- Ihre Lebenserwartung wird sich erhöhen

Anfragen über Vorträge an:

Vital Gesundheitszentrum
Frank-Caro-Str. 87
84518 Garching
Tel.: 0049 (0)8634 359
E-Mail: sportstudio-vitalis@t-online.de

Quellennachweis:

(1) Hans-Christoph Scharpf: *Gemüse ist mehr als ein Nah-rungsmittel – Neue Erkenntnisse über die gesundheitlichen Wirkungen*. Gemüse, das Magazin für den professionellen Gemüseanbau. Verlag Eugen Ulmer, Stuttgart / Ettlingen 1997 – 2009. publiziert in Hortipendium, das grüne Lexikon.

(2) Jörg Blech: „ *Bewegung die Kraft, die Krankheiten besiegt und das Leben verlängert.* "
© 2007. S. Fischer Verlag GmbH, Frankfurt am Main

(3) Hans-Ulrich Grimm: „*Die Ernährungslüge* "
Knaur Taschenbuchverlag 2005

(4) Alberto Villoldo, David Perlmutter: „*Das erleuchtete Gehirn.* " © Wilhelm Goldmann Verlag , München

(5) Alberto Villoldo: „*Die vier Einsichten* "
© 2008 der deutschsprachigen Ausgabe, Arkana München

(6) David Servan-Schreiber: „*Das Anti Krebs Buch* ".
© der deutschen Ausgabe: Verlag Antje Kunstmann GmbH, München 2008

(7) Kenneth Meadows:"D*as Natur-Horoskop* "

(8) Dr. Michaela Döll: „*Die Kraft der Antioxidantien* "
© 2008 Goldmann-Verlag München

(9) Konopka Peter: „*Fit in der Lebensmitte* "
©1. Auflage 2005 Econ Verlag Berlin

(10) Dr. Michele Markus / Alexander Hoffmann
„*Heilen mit Sauerstoff* " © 1998 by Ehrenwirth Verlag GmbH, München

(11) Dr. Detlef Pape – Dr. Rudolf Schwarz – Helmut Gillessen: *„satt schlank gesund"*
© 2003 by Deutscher Ärzte-Verlag GmbH
Dieselstraße 2, 50859 Köln

www.zentrum-der-gesundheit.de/